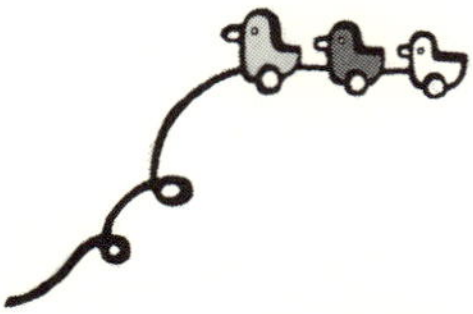

母と娘の代理出産

諏訪マタニティークリニック院長
根津八紘
沢見涼子

はる書房

目次

「プロローグ」代理出産をもとめて 007

ある日の〝同窓会〟 009

おっぱい博士の挑戦 021

禁止する法律も、認める法律もない 028

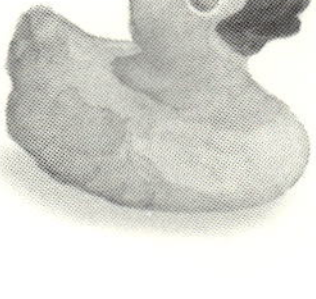

[第一話] 母から娘へ伝えられた想い 035
それは記者会見から始まった 037
生後まもなくの子宮摘出 039
悲しみの涙と喜びの涙 053
母になるということ 074
よく来てくれました 088
いまある幸せに感謝しつつ 104

[第二話] だれにでも起こりうることなのだから 107
新婚一年目のがん宣告 109
二年待っての挑戦 118
受精卵の大移動 130
千羽鶴がコウノトリに 137
当事者になってこそ分かる 147

思いは同じ　152

[第三話]

依頼夫婦と子どもをめぐる動き　159

制度の狭間で――普通養子と特別養子　161
ロキタンスキー症候群と分かって　167
裁判所との一年のやりとりを通じ　181
これまでの議論をふり返ると　197
議論は学術会議に移って　217
果たして「子どもの福祉」とは　227

[第四話]

代理出産も不妊治療のひとつ　231

物議をかもした記者会見　233
不妊治療ゆえの苦しみ、葛藤も　241
子どもはできなかったけど幸せ、といえるために　246

［エピローグ］わたしたち家族と代理出産　255

代理出産──私の挑戦　根津八紘　271
代理出産のきっかけ　273
減胎手術から始まった戦い　278
一三年間の実践　283
私が対峙してきた理由　289
原点に立ち返って　295

コラム・高齢不妊と代理出産／106　生殖医療をめぐる各国の法制度／207
養子制度～日本と海外では／253

あとがき　297
巻末資料……代理出産ガイドライン／生殖医療の歴史

［プロローグ］

代理出産をもとめて

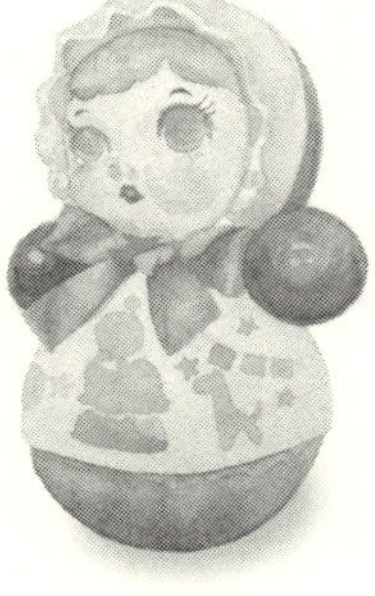

＊本文中の患者・家族の名前はすべて仮名です

ある日の〝同窓会〟

◈孫を産む？

二〇〇九年の五月初め。長野県の諏訪湖にほど近い「諏訪マタニティークリニック」には、三組の家族が集まり、お茶を飲みつつ談笑していた。

うち二組は、まもなく出産を控えている妊婦とその家族。もう一組は、すでに産んで一年になる女性ら家族と、一歳になった男の子だ。

男の子は元気にじゅうたんをはい回り遊んでいる。それを若い両親がかわるがわるあやして、周囲がその様子を微笑ましく見ていたりと、賑やかでもあり和んだ雰囲気だ。

「私、帝王切開《ていおうせっかい》するのって初めてなんです。どんな感じでしたか？」

妊婦の一人が、大きくなっているお腹をさすりながら、出産経験者の女性に尋ねる。

「私も初めてだったので、する前はちょっと『怖いかな？』と思いました。でも、考えてみたら、〝この歳〟で自力で産むっていうのもたしかに無理でしょうからねぇ……。やってみたら、とっても楽でしたよ」

「産んだ後にホルモンが急激に変化して、どっと更年期障害《こうねんきしょうがい》になったりはしませんでしたか?」

もう一人の妊婦も尋ねる。

「それも大丈夫でしたね。産後すぐから先生が、更年期障害予防のためのホルモン補充をしてくださいますし」

「産んだお子さんは、やっぱり『実子《じっし》』というより『孫』という感じですか? 私、自分にはまだ孫がいないから、どうなのかちょっと分からなくて……」

「ええ、孫ですね。実子とは違います。最初からそう思いました」

――「この歳で産む」とか「更年期障害になる」とか、「実子ではなく孫だ」とか、いったい何を話しているの?と、突然この会話に入ってきた人ならば混乱するかもしれない。

実はこの三人の女性は、いずれも代理出産に臨み、代理母《だいりぼ》となった五〇歳代の女性たち。しかも皆、生まれつきもしくは病気などの理由で子宮がない娘(二〇~三〇歳代)に代わって子どもを産む、つまり自身から見れば孫を産むことに挑戦した人たちだ。そして、本書にこれから登場してくる人物たちである。

紹介すると、一組目は、飯島夏美さん（二七歳）・阿部陽子さん（五三歳）の親子。陽子さんは、娘・夏美さん夫婦の子を妊娠中だ。

夏美さんは背が高く、子どものころからスポーツが得意だったという健康的な女性。物怖じせず話すように見えて、細やかな面も持ち合わせている。一方、母・陽子さんは、夏美さん含め四人も子どもを育てたとあって、自分の考えを表現できる、しっかりした女性といえよう。

二組目は、森本愛さん（三〇歳）・白井まどかさん（五四歳）親子。まどかさんは、娘・愛さん夫婦の子どもを妊娠している。

愛さんは、体は一見きゃしゃで、話しぶりもおっとりしているが、芯《しん》は通っている印象。母・まどかさんは、上品でありながらも話すとよく笑う、気さくな人柄だ。

三組目は、辻美穂さん（二七歳）・田辺由美子さん（五九歳）親子。由美子さんは一年前に、娘・美穂さん夫婦の子ども・遼太郎ちゃんを出産した。

美穂さんは、色白で清楚《せいそ》な印象。面影は母・由美子さんと似ている部分もあり、物静かに話す様子も母娘で似ている。

◈独自のガイドラインとは

諏訪マタニティークリニック（以下、諏訪マタ）では二〇〇一年、日本で最初に代理出産をおこなったことを公表した。医療界・マスコミをはじめ社会から激しいバッシングを受け、その是非をめぐる論争の渦中にいまもありながら、諏訪マタは代理出産を実施し続けている。

とはいえ、だれにでも実施しているわけではない。同病院では独自にガイドライン（巻末資料参照）を設けており、そこで対象としているのは、病気や生まれつきの理由により子宮のない女性。しかも結婚しており、卵子と精子はどちらも依頼夫婦のものである場合と限っている。つまり生まれてくる子どもは、代理母のお腹から出てはくるものの、遺伝的つながりは依頼夫婦双方との間にあることになる。

また、代理母となる女性の条件は、既婚で子どもがおり、金銭や権利などを求めずボランティアで引き受けてくれる人と定めているが、二〇〇三年からは特に依頼夫婦（妻）の実母《じつぼ》に限っておこなうことにしている。*1

初めての実施公表からこの〝同窓会〟の時点までに、同病院で代理出産により生まれた子どもの数は八組一〇人。うち、依頼妻の実母、つまり生まれてくる子どもにとっては祖母が産んだ例は、四組四人（辻美穂さん親子含む）となる。そしてさらに、妊娠中なのが三組三人（飯島夏美さん親子、森本愛さん親子、ほかもう一組の親子）だ。

「祖母が孫を産む」というと、なかには「よぼよぼのおばあちゃんが子どもを産むのか」と想像する人もいるようだが、実際のこの女性たちは見たところとても元気で、「おばあちゃん」と呼ぶにはまだまだ早いように見える。

ただ、やはり年齢を考えると、分娩《ぶんべん》進行中にさまざまなリスクが発生し得る自然《しぜん》分娩《ぶんべん》よりも、予定をたてて環境を整えて臨む帝王切開でのほうが適切と考えられる。それに、高齢出産でリスクの高い場合は帝王切開を選ぶというのが、世の中の主流でもある。

「帝王切開した後の、術後の経過はどうでした？　若いときの出産より苦労が多いのかなぁ

＊1　母娘による代理出産
代理母を当面のあいだ依頼妻の実母に限った理由は、公に社会のサポート体制のできていない中ではこの方法が最もトラブルが少ないとの判断があったからである。

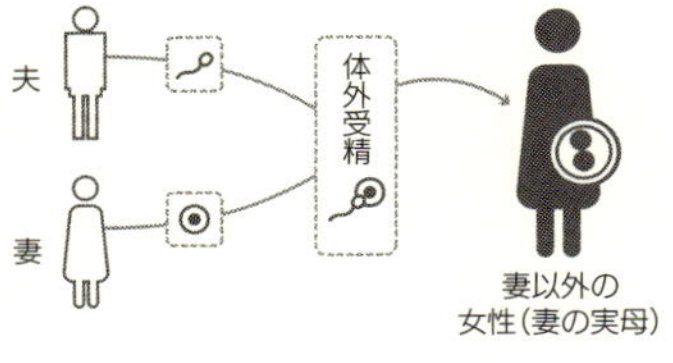

とも思ったりするんですけど……」

妊娠中の二組が尋ねると、

「たしかに手術の翌日はちょっと痛かったですが、二日目からはだいぶ楽になって、いまや傷口も目立たなくて……。出産二カ月後には、そろそろ体を動かしたいなぁと思うようになって、外に働きに出ました。それも、割と身体を動かす肉体労働系の仕事に（笑）」

「まぁ、本当ですか？」

「でも、それを聞くと参考になります。実は私も仕事復帰はいつにしようかなぁって、考えていたところなんですよ」

「あら、お仕事をお持ちなんですね」

「ええ。孫ができたっていっても、隠居なんかしていられません。まだまだ活躍していたいですもんね」

やっぱり、元気な人たちの会話だ。

肌つやもなんだか良く見える。代理出産にチャレンジしてから、周りから「若返ったみたい」「どんな化粧品使ってるの？」「声も若返った」などと言われるそうだ。

男の子・遼太郎ちゃんは相変わらずしきりにはい回り、興味のある物には何でも手を伸ばそうとし、若い父親と母親は目が離せない。でも、そんな光景もまたほほえましい。

遼太郎ちゃんの顔は、母親の美穂さんにそっくりだ。

「当たり前かもしれないけど、こんなによく似た子が出てくるんですね」

もうじきお母さんになる飯島夏美さんが、美穂さんに感慨深げに話しかける。

「私、生まれてきた子をかわいいと思わなかったらどうしよう、夜中でもちゃんと起きてお乳をあげられなかったらどうしようかと、いっときだけ不安になったこともあるんですけど、どうでしたか？」

美穂さんが答える。

「自分が身ごもったわけではないので、とにかく出てきたら自分の手で抱きたいという思いは強かったですね。生まれたときは、最初は自分の子なのか信じられない感じでしたが、顔を見たら私にそっくりだったので、すぐに『あ、私らの子だ』と」

「一方、僕は『あ、僕に似ていない』と思いましたね（笑）。自分の子なんだなぁと実感したのは、いろいろ自分で世話をするようになってからで……」と、父親・健太郎さんは苦笑する。

「はっはっは。男なんて、みんなそんなもんだ」

大きな声で笑いながら、薄いブルーのユニフォームを着た初老の男性が会話に入ってきた。

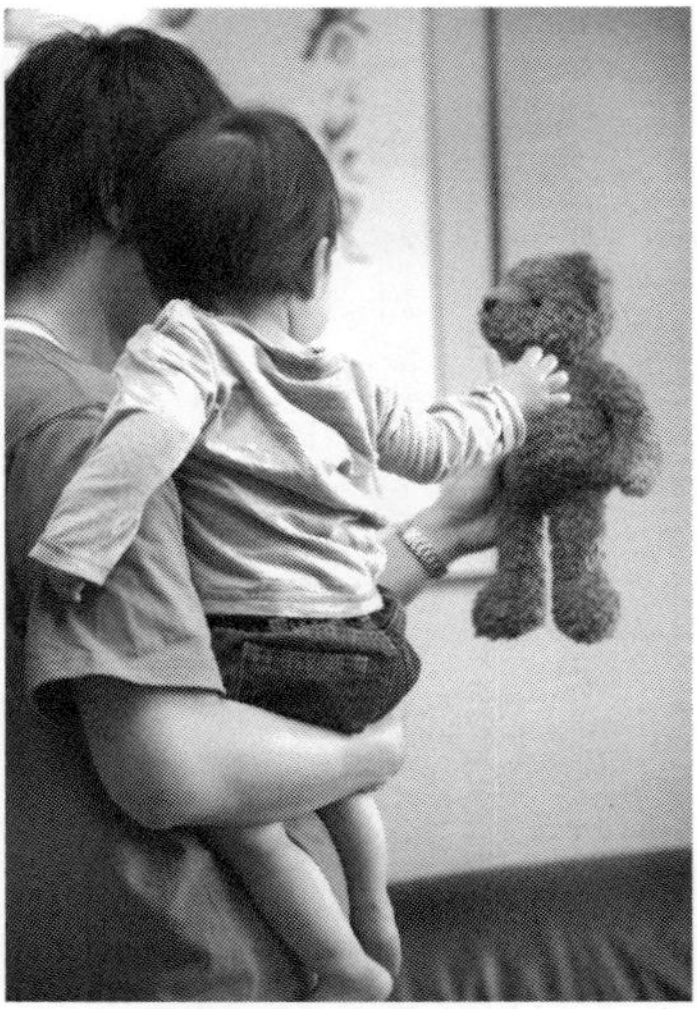

父・健太郎さんと代理出産で誕生した遼太郎ちゃん

床を忙しくはい回っていた遼太郎ちゃんも一瞬動きを止め、「この人はだあれ?」という表情で見つめている。諏訪マタニティークリニックの院長・根津八紘。代理出産を敢行し、社会に議論を巻き起こした医師だ。

「どれどれ」。根津は遼太郎ちゃんを抱きあげようと手を伸ばす。

が、遼太郎ちゃんはとたんに大きな声で泣き出して、イヤイヤと体をそらせて逃げ出す。

「すみません。最近、人見知りが始まっちゃって……」

母親の美穂さんが申し訳なさそうに謝りながら、遼太郎ちゃんをなだめる。

「いやいや、とても元気なお子さんだ」。根津は満面の笑みで、遼太郎ちゃんが動き回る様子を見つめている。〝自分を取り上げてくれた人なんだ〟とこの子が理解するようになるのは、もう少し先のことだろう。

◈思わぬ制度の壁

代理母たちの賑やかな〝同窓会〟は、ますます盛り上がっていく。

「母子手帳を役所にもらいに行ったときは、どうしました？　私なんて、この歳でもらいに行って果たしてもらえるのかな、変に思われないかな、ひょっとして若作りして行ったほうがいいのかなって（笑）、ドキドキしながら行ったんですけど、意外にあっさりもらえちゃって……」

「私も同じように心配していましたが、簡単にもらえました。でも、『母親』の欄にだれの名前を書いたらいいのか、しばらく考えちゃいましたね。産むのは私だけど、母親は娘だし、『父親』の欄も、はて、どうしようか……と。結局、母親の欄には私の名前を鉛筆で書いて、父親の欄は空欄にしてあるんですけど」

「この歳で妊娠して、父親がいないって、いったいどういうすごいおばあちゃん？って、思われるかもしれませんよね（笑）」

根津や居合わせた一同から、どっと笑いが起こる。

「ところで、出生届けはどうしました？」

子どもが生まれたら最も気になることの一つだが、「その子を産んだ女性を母親とする」[*2]という現行制度への対応上、代理出産で生まれた子の場合はまず代理母夫婦の子として出生届けを出し、後に依頼夫婦に養子《ようし》縁組《えんぐみ》しなければ法的な親子関係が成立しないというのが現状である。これから生まれる二組の子も、出生届けが受理された後に、代理母夫婦から依頼夫婦への養子縁組が試みられることになる。子どもと血のつながる実の両親は、依頼夫婦であるにもかかわらず、だ。

養子制度には「普通養子」と「特別養子」とがある。二つの違いは本書の後ほど〈第三話〉で詳しく述べるとするが、端的にいえば、普通養子に比べて特別養子は実子とほぼ同じ権利を持つことができる。

となると、血はつながっているのにわざわざ養子縁組しなければ法的な親子とは認められない現状下では、せめて普通養子よりは特別養子で縁組したほうがより実態に近く望ましいのだが、国内で代理出産で生まれた子の特別養子縁組はこれまで認められてこなかった。

それが今回ようやく認められ、「画期的」な前例となったケースがある。辻さん親子の例だ。

「どのようにして認められたんですか」

出産予定の二組にとって、ぜひ知りたいところである。

「それはですね……」

続きは、やはり〈第三話〉で詳しく説明することとしよう。

集まった親子たちの話はまだまだ尽きない。

「よく、『産んだら子どもがかわいく思えちゃって、引き渡したくなくなるんじゃないか』とも言われていますけど、どう思います? 私は『大切な預かり物をしている』『元気に産んで

＊2 「その子を産んだ女性を母親とする」
昭和37(1962)年最高裁判例に基づいた考え方。一方、父子関係については、民法で「子どもを産んだ女性と婚姻関係にある男性が父親だと推定される」とされている。このため、代理出産で生まれた子は、依頼夫婦(父母)と遺伝的には親子であったとしても、母との法的関係は認められず、結果として父との法的関係も認められず、養子縁組が必要となる。詳しくは3章を参照。

きちんと引き渡さなくちゃ』っていう気持ちのほうがすごく強くて……」

「私もです。実の子を産んだときよりも、はるかに責任感じますよね」

「うんうん、五体満足で産むことができるか、病気をしていないかとか、自分の子を産んだときももちろん心配はありましたけど、代理出産のときはそれ以上でした」

「みなさん同じ気持ちなんですね、よかったぁ。自分たちと同じ立場の人はほかにもいると知ってはいましたが、実際にこうして一緒にお話ができる日ができるとは……本当に励まされます」

出産予定の二組の親子の膝元に、遼太郎ちゃんが近づいてきた。

「お子さんがこうして元気に育っている姿を見ても、あぁ、うちもこんなふうになるんだろうなぁと、期待が膨らみますよね」

根津やさまざまな人との出会いがあって、いまこうして幸せをつかむところまできた三組の家族。それぞれが辿った道とは、いったいどういったものであったのだろうか。

本編に入る前に、日本の代理出産のこれまでと、根津がなぜ、またどのようにして代理出産および患者家族と関わってきたかをここで見ておきたいと思う。

おっぱい博士の挑戦

◈医者は患者のためにある

日本における代理出産の歴史は、諏訪マタニティークリニックと、その院長・根津八紘とともにあるともいえるだろう。

根津八紘は、一九四二年、長野県松本市生まれ。一九六八年に信州大学を卒業し、当時の琉《りゅう》球《きゅう》政府立中部病院（現・沖縄県立中部病院）でハワイ大学のインターン・レジデントコース（初期研修）を履修した後、コザ市（現・沖縄市）の上村病院に勤務する。

産婦人科医への道を選んだのは、この沖縄でのインターン時代に前置《ぜんち》胎盤《たいばん》*3による大量出血で運びこまれた瀕死の妊婦を救命し、医師としての存在意義を感じたからである。

そして、帰郷後の一九七三年に信州大学医学部産婦人科教室助手となり、一九七六年、下諏訪町に「諏訪マタニティークリニック」を開設し、いまに至っている。

図1　女性の生殖器の名称と構造

子宮は、見た感じ逆三角形のかたちをした子宮体部（たいぶ）と、膣とつながった子宮頸部に大きく分けられる。子宮の3分の2を占める子宮体部の内は、子宮腔といわれる場所・狭い空間である。全体の大きさは、長さ約8cm、重さ約70gにすぎない器官だが、妊娠すると胎児の成長にしたがって大きくなり、30cm以上にもなる。よく伸びる筋肉でできているためである。

子宮体部

卵管（らんかん）：子宮の上部左右に伸びている細い管。受精卵（または卵子）はこの中を子宮を目指し約4日間（排卵から数えた日数）かけて移動する。卵管内の繊毛（せんもう）運動が卵の移動を助ける。

膨大部（ぼうだいぶ）：放出された卵子が、卵管采によって卵管内に取り込まれ、最初に運ばれる場所（部屋）。ここで卵子はしばし精子を待ち受ける。

卵巣（らんそう）：子宮の両側に左右一対ある、親指大の大きさの器官。卵巣は思春期では約20～30万ともいわれる卵子の素（原始卵胞〈げんしらんぽう〉）の貯蔵庫であり、それらを発育、成熟させたうえで放出（排卵）する役割を持つ。

卵管采（らんかんさい）：卵巣から放出された卵（子）を捕らえ、卵管内に取り込む口。ラッパのような形状をしているのが特徴。

子宮腔（しきゅうくう）：受精卵が接着（着床）し、胎児が生育する子宮体部内のスペース。

子宮内膜（しきゅうないまく）：子宮（腔）の内側を覆っている粘膜。この場所に受精卵が接着、着床すると妊娠が成立する。月経周期に合わせて増殖し厚みを増すが、着床がうまくいかないときには膜ははがれ落ちることになる。これが生理（月経）である。

子宮頸部（管）（しきゅうけいぶ〈かん〉）：膣から子宮腔へ通じる狭い道。排卵の頃、ここから分泌される粘液は、精子が子宮に進入するときの動きを活発にする。

膣（ちつ）：子宮と外生殖器を連絡する管状の器官。性交時にはペニスを受入れ、出産時には産道の役割を果たす。

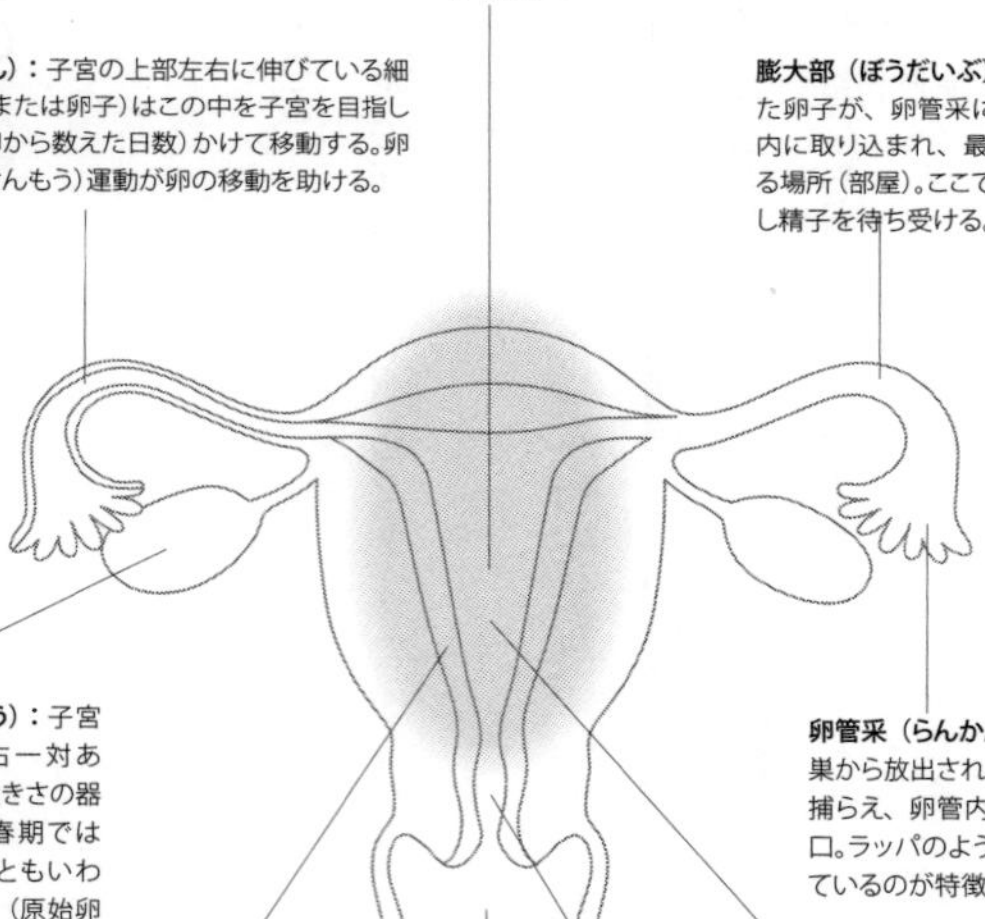

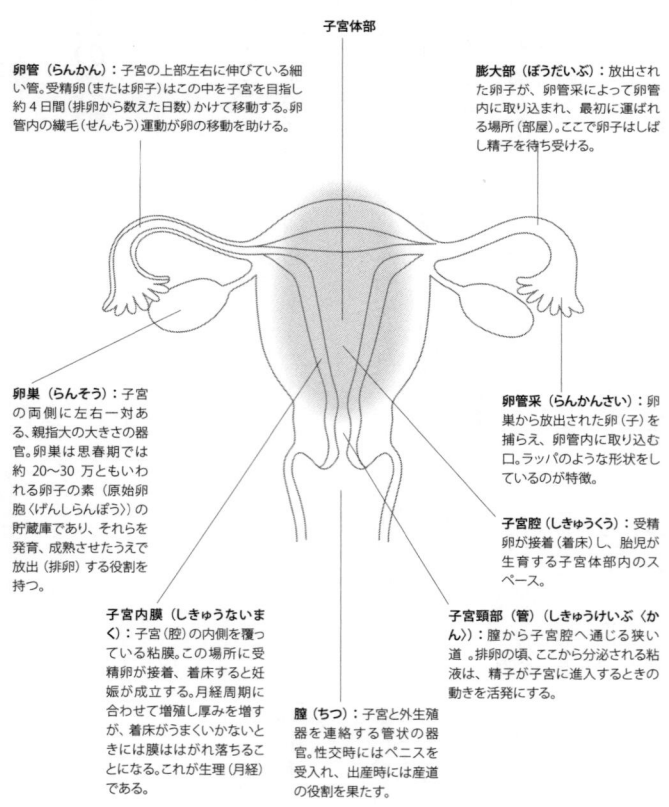

根津八紘の名前が一躍広く知られることとなったのは、減胎手術《げんたいしゅじゅつ》*4を実施したと発表した一九八六年。排卵誘発剤《はいらんゆうはつざい》の副作用で四胎《たい》を妊娠した母親に対し、それまでは全員産むか全員中絶するかしか選択肢はなかったが二胎に減らす手術をして無事に出産させたケースだ。日本では初めて、世界では二例目となる試みだったが、当時の日本母性保護医協会（日母《にちぼ》）、現在の日本産婦人科医会（産医会《さんいかい》*5）より、「堕胎罪《だたいざい》*6にあたる」と非難を受け、マスコミからも激しくバッシングされることとなった。また、一九九八年には「非配偶者間体外受精《ひはいぐうしゃかんたいがいじゅせい》*7」を日本で初めて実施・公表した際に、日本産科婦人科学会（日産婦《にっさんぷ》*8）の会告《かいこく》では認められていないとして再び叩かれ、日産婦を除名された（二〇〇四年に和解し復帰）。

＊3　前置胎盤［本文 p21］

母体と胎児の連絡器官である胎盤（たいばん）は普通、子宮上部に位置している。ところが、子宮の入口（内子宮口部）付近に受精卵が着床（ちゃくしょう）してしまう場合があり、これを「前置胎盤」という。前置胎盤の場合は普通の出産は無理で帝王切開で出産することになる。また、出産時に大量出血をきたしやすく、しばしば母体を危険にさらす。

＊4　減胎手術

減胎手術とは、多胎（たたい）妊娠（複数の胎児を妊娠）に及んだ母親に対し、通常妊娠 10 ～ 11 週（諏訪マタの場合）において胎児の数を減らし、より安全に出産に至らせる方法をいう。多胎多発の背景には、排卵誘発剤の副作用のほか、体外受精後に子宮に戻す受精卵の数の影響が言われてきた。いまだ公式ガイドラインはないままおこなわれている。

＊5　日本産婦人科医会（産医会）（旧・日本母性保護医協会（日母））

日本産科婦人科学会（日産婦）と並ぶ、産婦人科医たちの代表的な団体の 1 つ。設立は 1949（昭和 24）年、現在の会員数はおよそ 1 万 5000 名、ほとんどの産婦人科医、開業医が所属し全国の産婦人科医たちに大きな影響を及ぼす。

そして二〇〇一年、またも日本で初めて実施・公表したのが「代理出産」である。

その後も、二〇〇六年には「着床《ちゃくしょう》前診断《ぜんしんだん》」*9の実施を公表（日本で二番目）、二〇〇七年には「死後《しご》生殖《せいしょく》」*10（二〇〇四年出産）の事実も公表し、いずれも新しい生殖医療における取り組みを次々に実施してそのたびに物議をかもしてきた。

なぜバッシングを受けてまでも実施するのか。そこには、彼の信念でもある「目の前の患者さんを救いたい」「医者は患者のためにある」という思いがあるからだ。

そもそも代理出産をしようと考えたきっかけも、先天的に子宮が欠損《けっそん》している「ロキタンスキー症候群《しょうこうぐん》」*11の女性が、一九九五年に同病院を訪れたことにあった。

「私の体のことを十分承知の上で結婚しようと言ってくれる彼がいます。その彼のために、ぜひ、私たちの子どもをつくってあげたい。先生、協力してください」

ちょうど当時、諏訪マタでは不妊治療施設の開設を翌年にめざして準備している最中で、女性の希望にすぐに応えられるものではなかったが、「不妊治療施設が完成したら、そのときは代理出産の実施も考えていこう」と根津は決意する。

また、この頃になると、アメリカなど海外に渡って代理出産を試みる日本人夫婦の存在も多く報じられるようにもなっていた。一九九〇年には代理母斡旋会社の事務所も東京にでき、この事務所を仲介して海外で子どもを得た日本人夫婦の数は一〇〇組を超えたとも報じられている。

しかし、そこにかかるトータル費用は一ケースあたり一〇〇〇万円ともいわれ高額。そのようにして高い金額を払い、また海外の人のお腹を借りている現状をこのまま見過ごしていいのか、日本の恥ではないのかという思いも自身にはあった。そして一九九六年、諏訪マタで不妊治療体制が立ち上がると同時に、代理出産に取り組む準備を始めた。

◈産科医療を変えたい

まず着手したのが、ガイドラインの整備だ。日産婦の会告は代理出産を禁止しているものの、

＊6　堕胎罪［本文 p23］
1907（明治 40）年に制定された刑法上の犯罪。胎児を母親の胎内で殺すか、流早産（りゅうそうざん）させて殺した場合に適応される。例外として母体保護法に基づき指定医の行う 22 週未満の人工妊娠中絶は罰せられない。妊婦から依頼され堕胎した医師や助産師等は 3 年以上 5 年以下の懲役に処せられる。

＊7　非配偶者間体外受精（AID）［p23］
通常の体外受精は、採取した夫の精子と妻の卵子を体外で人工的に受精。その後、受精卵を妻の子宮に戻して、妊娠・出産に至らせるのだが、「非配偶者間」体外受精の場合は、精子あるいは卵子一方の提供を、夫あるいは妻以外に求めて妊娠・出産にいたる方法である。長らく日産婦の会告により禁止されていたが、諏訪マタニティークリニック以外に JISART という不妊診療施設グループでも独自のガイドラインのもとで 2008 年より施行を開始した。

＊8　日本産科婦人科学会（日産婦）［p23］
設立は 1902（明治 35）年にまでさかのぼる。日本産婦人科医会（産医会）同様、やはり産婦人科医たちに対し絶大な影響力を持つ。とくに、体外受精・胚（はい）移植など生殖医療の実施をめぐっては、しばしば学会員への「会告（指針）」とともに管理・指導にあたってきた。

国レベルでは代理出産を禁止する法律も、また認める法律もあるわけではない。そのため、諏訪マタで実施するに当たっては同病院独自にガイドラインを策定することが必要だった。

そこで定めたのが、実施できるのは病気や生まれつきの理由で子宮がない女性であり、結婚をしていて、精子・卵子はどちらも依頼夫婦のものであるということ。また、代理母となる女性は、すでに子どもがいて、あくまでボランティア精神で臨んでくれる人というものだった。

これに基づき最初に試みた代理出産が一九九六年。そして無事に妊娠・出産にまで至ったのが二〇〇一年、子宮摘出《てきしゅつ》した姉夫婦のために妹が代理母となったケースで、日本で最初の実施・公表となった。

こうして生殖医療で知られる根津ではあるが、本人のもともとの専門は周産期医学。また、母乳でこどもを育てる「母乳哺育《ぼにゅうほいく》」を推進する専門家であり、実は「おっぱい博士」の愛称で以前より知られてきた。

一九八六年には、患者が自分で乳房をマッサージできるSMC（セルフ・マンマ・コントロール：自己乳房管理）方式を考案し、また乳房トラブルなどに関して医学的に対応するため、さまざまな症例データをもとに「乳房管理学」という学問も確立。これに関する書籍は看護師や助産師の教科書にもなっており、研修体制も整えて全国や海外でも指導に当たっている。

また、ゼロ歳児保育と母乳指導ができる「母乳保育士」の養成もおこなっており、すでに諏訪マタの院内と付属託児施設で勤務している。

助産師の養成も柱の一つだ。一九九三年には助産師卒後研修センターを開設。単に医師のアシスタントではない正常分娩のスペシャリストとしての助産師の育成をめざしている。「正常分娩は助産師が担当、異常分娩は医師が担当」と役割分担を可能にすることで、よりきめ細かで安全なお産と、最近問題の産科医不足の解消にもつながると考えている。

そして、実はこれらの実践も、根津がおこなう代理出産のなかに大きく活用され、重要な役割を担っているのである。

＊9　**着床前診断**［本文 p24］
受精卵を子宮に戻す前に細胞分裂している受精卵の一部を採取し、染色体や遺伝上の問題がないかを調べ子宮に戻す方法。染色体異常が原因の習慣流産や不育（ふいく）症等を予防するための有効な手段だが、実施できる疾患や条件は、日産婦会告で厳しく限定されてきた。2004 年に国内で初めて会告以外の症例に対する実施例が公表されると、日産婦は 2006 年 2 月、条件を緩和した。

＊10　**死後生殖**［p24］
生前に凍結保存した夫の精子を使い、夫の死後、体外受精をおこない妊娠に至るケース。わが国では、これまでほかに 3 例が報告されているが、「遺伝上の親が出生時から存在せず、子の福祉の観点から問題」あるいは「体外受精・胚移植の実施は婚姻中の夫婦に限られる（夫の死亡により婚姻関係は消滅）」との立場から、日産婦会告は全面的禁止としている。

＊11　**ロキタンスキー症候群**［p24］
生まれながらに子宮頸部、子宮、膣などが欠損している。ロキタンスキー症候群の女性は、およそ 4000 人～ 5000 人に 1 人の割合で、遺伝性ではなく生まれるといわれ、日本では年間 100 人ほど生まれていると推定される。通常、卵巣は正常なことが多く、代理出産での妊娠・出産が可能となる。

禁止する法律も、認める法律もない

◈依頼夫婦の精子・卵子に限る、ということ

代理出産についてあらためて説明すれば、それは、ある女性が、別の女性に自分の子を産んでもらう方法。だが、その種類は次のように複数ある。諏訪マタでは当面「1－A」のみをおこなうとし、そのほかについては今後の課題としている。

i　体外受精による代理出産

1－A　依頼夫婦の受精卵を使った代理出産

依頼夫婦の精子と卵子を体外受精[*12]させてできた受精卵を、第三者の女性（代理母）の子宮に移植して子どもを得る方法。

この場合、依頼夫婦と生まれた子との遺伝的なつながりは保たれる。

1－B　第三者の精子または卵子を使った代理出産

依頼夫婦の精子または卵子を、第三者の卵子（代理母とは異なる女性の卵子）または精子と体外受精させて受精卵をつくり、それを代理母に移植して子どもを得る方法。

この場合、依頼夫婦と生まれた子との遺伝的なつながりは、夫婦のうち一方とは保たれることにはなる。

1－C　第三者の受精卵を使った代理出産

精子も卵子も第三者のものを体外受精させて受精卵をつくり、それをさらに別の第三者

＊12　**体外受精（IVF-ET）**
治療は、精子と卵子を採取して体外で人工的に受精させる技術（IVF）と、体外受精後、受精卵を女性の子宮に戻す技術（胚移植／ET）を用いておこなわれる。体外受精が世界に知れ渡ったのは、1978年の英国での「試験管ベイビー」の誕生が始まりである。1983年にはわが国でも初めての体外受精児が生まれている。

図2　代理出産のパターン

代理出産には、人工授精によるものと、体外受精によるものがある。人工授精による場合は精子提供のパターンのみだが、体外受精の場合は複数の方法がある。

人工授精（IUI）	精液を洗浄して運動能力の高い精子を選別・濃縮し、子宮の内腔に注入して、妊娠・出産に至らせる不妊治療法。
体外受精（IVF-ET）	精子と卵子を採取し、それを培養液中で受精させ、受精卵を再び女性の体内に戻し、妊娠・出産に至らせる不妊治療法。

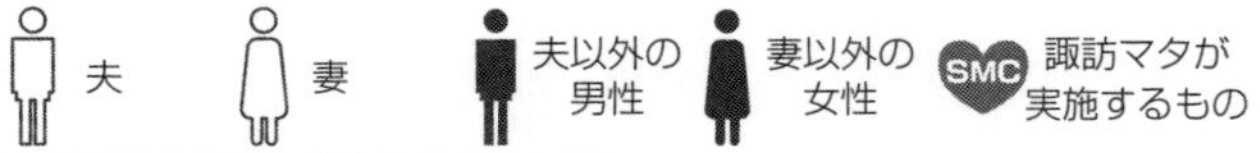

		精子	卵子	出産	子の遺伝子
人工授精による代理出産（精子提供のみ）		夫	妻以外の女性	妻以外の女性	夫の遺伝子のみ
体外受精による代理出産	SMC 夫婦の受精卵※注2	夫	妻	妻以外の女性	夫婦の遺伝子
	卵子提供※注3	夫	妻以外の女性	妻以外の女性	夫の遺伝子のみ
	精子提供※注3	夫以外の男性	妻	妻以外の女性	妻の遺伝子のみ
	受精卵提供※注3	夫以外の男性	妻以外の女性	妻以外の女性	夫婦の遺伝子を受継がない

※注2　諏訪マタは「妻の実母」が代理母となるケースのみ実施。
※注2・注3　「卵子」欄の女性と「出産」欄の女性は別人。

の女性（代理母）に移植して子どもを得る方法。

この場合、依頼夫婦や代理母と、生まれた子との間に遺伝的なつながりはない。

ii　人工授精による代理出産
歴史的には最も早くからおこなわれてきた代理出産。依頼夫婦の夫の精液を、第三者の女性（代理母）の子宮に注入（人工授精）して、子どもを得る方法。
この場合、子どもの遺伝上の母親は代理母となり、依頼夫婦と生まれた子との間の遺伝的なつながりは、夫のみが持つ。

◈日産婦による再三の禁止令

海外には、代理出産を禁止している国や、認めている国、認めているが営利目的の代理出産は禁止する国があり、それらを法律等で規定する国もある。

日本の場合はというと、代理出産に関する国レベルの法律はなく、禁止する法律も、また認める法律もない。ただ、日本産科婦人科学会（日産婦）が、会告で禁止している。

代理出産に関連する部分で最初に出された会告は一九八三年。同年に東北大学医学部付属病院で日本初の体外受精児が生まれたことが報告され、これを受け日産婦は「体外受精の実施は夫婦に限り、受精した卵子はそれを採取した女性に戻す」という会告を定めた。

この会告により事実上おこなえなくなったのが、非配偶者間体外受精（夫や妻以外の精子・卵子を使う体外受精）と、代理出産である。

しかし二〇〇一年以降、諏訪マタが代理出産の実施を公表したほか、海外で代理出産する日本人夫婦の増加、また、タレントの向井亜紀さん・高田延彦さん夫妻のケース（二〇〇三年にアメリカで代理出産によりもうけた双子について、日本での出生届けが不受理となった）などが報告されるようになり、代理出産をめぐる議論に火がつくこととなった。

二〇〇三年、日産婦はあらためて「代理出産禁止」の会告[*13]を発表したほか、厚生労働省の厚生科学審議会「生殖補助医療部会」が同年四月にまとめた報告書も、代理出産を禁止すべきとしている。

議論はその後も進展を見せず、厚生労働省・法務省からの依頼により日本学術会議[*14]で開かれた「生殖補助医療の在り方検討委員会」（二〇〇六年一二月～二〇〇八年三月開催）もまた、代理出産について「原則禁止」「厳重管理下での試行的実施は認める」「営利目的による代理出産を刑罰で処罰し、その対象者を斡旋者・医師・依頼者とする」との報告書をまとめ、二〇〇八年四月一六日に厚生労働大臣・法務大臣に手渡した。

こうして代理出産に関してはずっと「禁止」「原則禁止」という内容で検討結果がまとめられてきたのだが、代理出産でなければどうしても子どもを産めない・産みたい人たちもいる。

それが、根津のもとに助けを求めてくる人たちである。

＊13　日産婦「代理出産禁止」の会告（2003年5月）

「代理懐胎に関する見解」の一部を以下、引用する。「2. 代理懐胎の是非について　代理懐胎の実施は認められない。対価の授受の有無を問わず、本会会員が代理懐胎を望むもののために生殖補助医療を実施したり、その実施に関与してはならない。また代理懐胎の斡旋をおこなってはならない。理由は以下の通りである。

1）生まれてくる子の福祉を最優先するべきである

2）代理懐胎は身体的危険性・精神的負担を伴う

3）家族関係を複雑にする

4）代理懐胎契約は倫理的に社会全体が許容していると認められない」

（日本産科婦人科学会HP　http://www.jsog.or.jp/about_us/view/html/kaikoku/H15_4.html#top より）

＊14　日本学術会議（及び「生殖補助医療の在り方検討委員会」）

1949（昭和29）年、政府から独立した機関として設立。わが国の人文・社会科学、自然科学の全分野の約83万人の科学者を内外に代表する機関として知られる。「科学に関する重要事項を審議し、その実現を図る」「科学に関する研究の連絡を図り、その能率を向上させる」ことを目的としている。

［第一話］

母から娘へ伝えられた想い

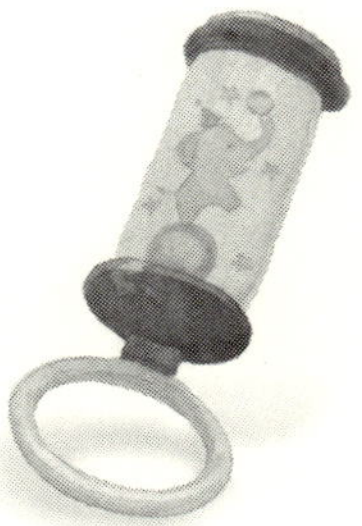

それは記者会見から始まった

二〇〇八年四月一六日。日本学術会議の「生殖補助医療の在り方検討委員会」が、代理出産について「原則禁止」とまとめた報告書を厚生労働大臣・法務大臣に提出したその日、諏訪マタニティークリニック院長の根津八紘は学術会議の報告書に異議を唱える記者会見を開催。そこに、これから代理出産に挑戦しようと望んでいる一組の母娘も同席した。

「娘は、一歳四カ月のときに子宮に腫瘍が見つかり、子宮をすべて摘出しました。代理出産という方法でしか、子どもを授かることができません。どうか皆さん、扉を閉ざさないでください」

集まった大勢の報道陣やカメラの砲列を前に、毅然とした姿で訴えるのは、母・阿部陽子さん（当時・五二歳）。その隣で、涙をぬぐっているのが娘の飯島夏美さん（当時・二六歳）だ。

「夫と私の遺伝子を受け継いだ子をこの手で抱きたい」

夏美さんは、泣きはらした顔をゆっくりと上げ、静かに、でもしっかりと訴えた。

記者たちから質問が飛ぶ。

「お母様の年齢が五二歳ということですが、体に対する不安や危険は感じませんか?」

「心配していません。根津先生のことを信じていますし、すべて信頼してお任せしたいと思っています」

母の陽子さんがきっぱりと答える。

「娘は何か悪いことをして病気になったわけではない。子どもをほしいと思うことはいけないことでしょうか? どうか私たちのような人間もいるのだということを知ってください」

そしてこの日より、母娘の代理出産への挑戦がスタートを切った。

生後まもなくの子宮摘出

◈大きな代償

陽子さんはこれまでに四人の子どもを産んだ母であり、夏美さんは陽子さんにとって初めての子、そして唯一の女の子である。夏美さんの下のきょうだい三人は全員男の子だ。

夏美さんの体に、母・陽子さんが異変を感じたのは、夏美さんが一歳を過ぎたあたりのころだった。

服を着替えさせようとしてお腹に手が触れると、何かぽっこりと丸いものが当たるのを感じる。

「なんだろう？　どんな赤ちゃんにもあるものなのかな……？」

たまたま近所の診療所に行った際、気になってレントゲンを撮り診てもらうと、「卵巣嚢《らんそうのう》腫《しゅ》[*1]かもしれない」と医師は言う。

「え？　卵巣嚢腫っていっても、まだこんなに小さな子どもにも卵巣なんてあるの…？」

そう思いながらも、すぐに大きな病院に行くよう紹介された。

病院の医師は、夏美さんを診て、「新種の子宮筋腫《きんしゅ》かもしれない。とにかく開腹《かいふく》してみないとわからない」と言う。

陽子さんは当時、第二子を妊娠中で、手術中は夫と二人で別室で待っていた。途中、夫だけが医師に呼ばれ、しばらくしてまた戻ってきた。夏美さんのお腹を開腹してみたところ、子宮は海綿状《かいめんじょう》血管腫《けっかんしゅ》*2によって六〇〇グラムもの重さになっており、子宮を全部取らなければいけないと言われたという。

「承諾したの？」

問い詰める陽子さんに、夫は
「だって、切らないと死ぬっていうから……」

目の前が真っ暗になった。

「大声で泣きわめきました。母として、同じ女として、とても耐えられなくて……」（陽子さん）

その後の病理《びょうり》検査で、腫瘍《しゅよう》はがんなどの悪性のものではなく、転移《てんい》もしていないことが分かった。

「取らなかったら、どうなっていたんですか?」

あきらめきれず尋ねる陽子さんに医師は「やはり破裂して、命にかかわることになっていました」と、実際の摘出した子宮も見せ説明する。「でも、卵巣は残しましたので、成長すればちゃんと女性らしい体になります。……命が助かった分、どうか大切に育ててください」

◈母への手紙

夏美さんはその後、問題もなく元気に成長していった。が、陽子さんにとって常に気がかりだったのは、「本人にいつ、どう事実を言うべきか」、そして「いつ本人から聞かれるか」だ。

＊1　卵巣嚢腫［本文 p39］
卵巣に液体の入った袋状のものができる。ただ、ほとんどは良性の腫瘍であり、がん化するものは少ない。子宮筋腫と並んで最も発生頻度が高い腫瘍のひとつ。症状はないことのほうが多く、まれに下腹部痛を生じる場合があり、時として卵巣の付着部がよじれ、緊急手術を要する。良性と判断された場合、腫瘍部分だけを取り除く手術をする場合がある。

＊2　海綿状（深部）血管腫
血管腫とは、網目状に血管が増殖し、血液を含むスポンジ状になった組織。子宮にこのような腫瘍が形成されるのは非常にまれなことで、時に肥大化（ひだいか）し破裂する危険性を持つ。

子宮がない・子どもが産めない体だと知って、男の人と付き合うのが怖い・あきらめようと思うことがあったらどうしようと不安だった。

医師が言っていたとおり、夏美さんは同年代の女の子と同じように女性らしい体つきに変わっていった。だんだん、周りの女の子たちには生理が来て、近所の人からも陽子さんは「夏美ちゃんにもそろそろ来た？」と聞かれるようになる。しかし、夏美さんに生理は来ない。「私も生理が来るのが遅かったので、娘も遅いみたい」と、陽子さんはうそを言ってごまかしていた。

一方の夏美さんも、同年代の友だちには来ている生理が、自分には来ないことを不思議に思っていた。お腹に傷もあるので、何か関係があるのかもと思って理由を母親に尋ねると、「小さいときに子宮の近くにあったおできを手術して取ったから、生理は来るかもしれないし、来ないかもしれない」という答えが返ってくる。

「ふーん、そうなの？」

夏美さんもそれ以上のことは聞かなかった。それ以上聞いてはいけないような雰囲気がなんとなく感じられたのだという。

生理はないものの、夏美さんはときおり腹痛を訴えることがあった。

陽子さんが一度だけ、「娘に知られたのでは？」とヒヤリとしたことがある。夏美さんが中学生くらいのとき腹部の痛みを訴えたので、子宮摘出をした病院を久々に受診した際のこと。当時の医師はもうおらず、新しい医師は過去の膨大なカルテを見ながら「全摘《ぜんてき》だったんですね」と口にした。「全摘」とは子宮をすべて摘出したことを意味する。

「いまの言葉で気付かれたかもと思って慌てて娘のほうを見ましたが、娘はただ目をパチクリさせていて、全摘の意味を理解していなかったようです」（陽子さん）

しかし、やはりいつまでもごまかせるわけがない。中学を終え、高校生になっても生理が来ないとなった時点で、「さすがにこれは変だ」と夏美さんは思い始めた。

たまたま夏美さんには、塾や学校で友だちのように仲良くしてきた先輩がおり、彼女の父親が産婦人科の医師だった。

高校卒業後、専門学校に進み、「まだ生理が来ないんだよね」と話す二一歳の夏美さんに、先輩は「じゃあ、うちのお父さんに一度診てもらえば？」と勧めてくれた。

二〇〇三年六月、夏美さんは先輩の父親のクリニックを訪れた。

先輩の父親は、内診やエコーなどの結果を夏美さんに見せ、「ここに本来は子宮があるんだけど、映っていないんだよね」と教えてくれた。

そして、「でも卵巣はあるよ。だから、通常の妊娠・出産は無理だけど、代理出産という方法なら子どもを持つことができるよ」と言う。

事実を知って、夏美さんは混乱した。お腹の傷など、これまでの「そういえば」ということも次々に頭をよぎった。でも、そもそもどうして子宮はないのか……。

「お父さんやお母さんが事情を知っているだろうから、一度聞いてみたらどうだろう？」

先輩の父親はやさしく夏美さんのほうを向いた。

思えば、これまで夏美さん自身も、自分の体について知ることから逃げていた部分もあった。ちゃんと聞こう。それでもやはり面と向かって聞くのはためらわれたため、二二歳になるとき意を決して母に手紙を書いた。

母の陽子さんは、夏美さんが高校二年生のとき離婚し、以来、夏美さんたちきょうだいから離れて近隣で一人暮らしをしていたが、運転免許を取った夏美さんが陽子さん宅に車で遊びに行ったり、携帯電話で話をしたりと、お互いに頻繁に連絡をとっていた。

陽子さんが夏美さんからの手紙を受け取った日は、夏美さんの二二歳の誕生日だった。夏美さんは、自分の誕生日ちょうどに母に手紙が着くように送ったのだ。

「こんなの初めて。へぇ～、どうしちゃったのかしら」と思ってワクワクしながら陽子さんが手紙を開けると、そこにはこう書かれていた。

突然の手紙、ゴメンネ。
夏美も今日で二二歳になりました。
なぜ手紙を書こうと思ったかというと、
そろそろ自分の体のことを知らないといけないなぁと思ったからです。
いままでもずっと聞こうと思っていたんけど、まだ勇気や覚悟が持てなかった……。
でも先日、産婦人科に行って、いまの自分の体の現状を知りました。
正直、いろんな気持ちが溢れ出てきたり、分からないことだらけで、
帰り道は泣けてきたけどね。
なかなか直接聞くことはできなかったから、こうして手紙にしました。
覚悟はできているから、夏美の体に何があったのか、
ちゃんと説明してほしいです。よろしくお願いします。
FROM　夏美

「ついにこの日が来たか……」と陽子さんは思った。

ずっと逃げてきたけれど、もう逃げられない。どうしようと焦る気持ちを抑えながら、すぐに夏美さんに電話をして家に呼び、向かい合って座り、当時の状況を一つひとつ説明していった。

話を聞くうちに、夏美さんはパニックに陥りそうになった。しかし、徐々に湧き上がってきたのは、陽子さんに対する感謝の気持ちだった。

「本当のことを教えてくれてありがとう」

涙とともに出てくるのは、その言葉ばかりだ。

「やっと本当のことを伝えることができた」

陽子さんからも涙がこぼれた。それからしばらくは二人で向き合ったまま、涙を流し続けた。

涙しながらも、夏美さんの心はすでに前向きになっていた。

「こういう体でも受け入れてくれる男性はきっと見つかる。強く前を向いて生きていれば、どうにかなるだろう」と。

◈夫との出会い

夏美さんは専門学校卒業後、家業の手伝いなどを経て、前述の先輩の父親の産婦人科クリニックに就職した。

ここでの経験は、彼女にとって、とても大きなものとなる。

クリニックの患者さんには、人工妊娠中絶手術《じんこうにんしんちゅうぜつしゅじゅつ》に来る人もいれば、何年も不妊治療に通い、多額の治療費と人生を費やし、ボロボロになってでもチャレンジし続ける人がいるということを知る。自分は経験していない生理が実際どのようにして来るのかも知ることができ、また女性の身体、妊娠の仕組みのすごさを知った。

また、かつて先輩の父親が教えてくれた「代理出産」についても、アメリカやアジアでもできるということを知った。

この頃、一つの出来事があった。夫となる達也さんとの出会いだ。

知り合ったきっかけは友人の紹介。「付き合うなら思い切り年上の男性がいい」と周りに話していたら、一六歳年上の達也さんを友人が紹介してくれたのだ。達也さんは過去に一度結婚しており、前妻のもとに子どもが二人いる。メールが趣味という部分が夏美さんと共通していた。

「会った最初はまったく私のタイプではなく、あまり興味がなかった」という夏美さんが、達也さんを「いい人だな」と思うようになったのは、夏美さんが精神的に落ち込んでいたとき、達也さんが一カ月にわたり欠かさず毎日メールをくれたからだという。

そして、しばらくしてつきあうことになり、やがて彼との結婚を意識するようになった。

「結婚を意識して付き合うのなら、体のことをきちんと話しておいたほうがいいんじゃない？　後で相手に申し訳ないし」

陽子さんからのアドバイスに、夏美さんもそうだなと思った。夏美さんの部屋に達也さんが遊びに来た日、夏美さんは達也さんに話すことにした。

「ちょっと話があるんだけど、いいかな？」

ソファでくつろいでいる達也さんの隣に座り、子どものときに子宮を取ったこと、子どもが産めないことを話した。話し始めたとたん、涙があふれてきて止まらなくなった。

しかし、達也さんの反応は、

「そうなんだ、それで？」

夏美さんの涙が、ピタリと止まった。

「え？　それで、って……」

「僕は全然気にしないよ。夏ちゃんと一緒に、笑って暮らせればいいと思っているし」

夏美さんの体について、達也さんはすでになんとなく気付いていたという。毎月生理のある気配がまったくなかったからだ。

「たとえ健康な人でも、突然事故や病気などでそうではなくなる可能性はあるし、その立場に自分がなる可能性だってある。だから、夏美が子どもを産めない体だと知っても、それもだれにでも起こり得ることだから特別ではないし、気にすることでもない。そういうことも含めて、僕は夏美と暮らしたいと思った」

達也さんは当時をこう振り返る。

このあと二人は結婚。夏美さんは、生まれ育ったA県を離れ、達也さんが住むB県で一緒に暮らし始めた。

◈諏訪マタからの返事

結婚当初、母の陽子さんは「子どもについてはどうしたいの？」「代理出産をしてみない？お母さんにさせてくれないかしら」「養子をもらうという方法もあると思うけど、どうする？」と夏美さんにしきりに声をかけた。

代理出産については、夏美さんが知る前から陽子さんはテレビで根津医師と患者さんの記者会見を見たり、向井亜紀さんの本を読んだりして情報を集めていた。

「娘をちゃんとした体に産んであげられなかった……だから何とかして子どもの持てる道はないか、私が産んであげられないかとか、そういう情報は常に注意して集めるようにしていました」（陽子さん）

陽子さんには忘れられない出来事がある。

「ある日、夏美が勤務している産婦人科クリニックの仕事について一緒に話をしていたら、いきなり『お母さん、私は幸せだね』って言うんです。……『どういうこと?』って聞くと、『だって私の場合、自分の子を持つには一つしか選択肢がないもの。代理出産しか私にはない。これしかないから治療方法についてあれこれ悩むことがないもの。だから私は恵まれてる』って。

また別のときには、『子宮があるのに産めないというのは、当たり前のように産めると思っていたのに産めないということだから、そのつらさは当たり前に産めない私の何十倍にもなるんじゃないか』ってね」

娘のなかにもやはり、子どもがほしいという気持ちがどこかにあるんだ……なんとしても私が代理出産してあげたい、「あきらめないで」と言いたい……そう陽子さんは決意を新たにした。

ところが、結婚した夏美さんのほうはというと、しばらくは二人で海外旅行などを楽しみながら仲良く暮らせればいいと思っていたし、達也さんもそう思っていた。

結婚して一年が経ったあたりから、夏美さんの心境が変わってきた。

「やっぱり、達ちゃんと自分の子がほしいな」

同年代の友だちがちょうど妊娠・出産するようになってきたことや、勤務するクリニックで数多くの妊娠を見てきたことも影響しているのかもしれない。そして何より、大切な夫との赤ちゃんがほしいという自然な気持ちがあった。

そんな二〇〇八年二月に諏訪マタで、子宮のない娘に代わり実母が代理母となって子どもを出産。その当事者による記者会見がおこなわれた。「プロローグ」に登場した（第三話にも登場）、辻美穂さん・田辺由美子さん親子である。

この記者会見をテレビで見て、夏美さんの心はますます動かされた。陽子さんも「私が産む。やろうよ」と言ってくる。五二歳という母の年齢や体力を考えると、早いほうがいいのかもしれない……。

達也さんに相談してみた。

「お母さんが大丈夫で、夏ちゃんがそうしたいんなら、僕は一緒にがんばるよ」

達也さんはいつもと同じく、夏美さんの意思をそのまま受け入れてくれた。

「それに、僕が先にいなくなった後、夏ちゃんが一人というのも寂しいかもしれないしね」

一度諏訪マタに相談してみようと思い、夏美さんが同病院のホームページを見てみると、メールを送れば何か返事がもらえるらしいことが分かった。でも、メールを書く勇気が夏美さんはなかなか持てない。書こうかな、どうしようかな……。

「悩んでいるぐらいなら、とにかく一度書いてみたら?」

背中を押してくれたのは、またも達也さんだった。

二〇〇八年三月一七日。諏訪マタにメールを送ってみた。自分のこれまでのこと、代理母となると言ってくれている母親のこと、そして夫のこと……。

返事はすぐに来た。何回かのメールのやりとりの後、依頼母夫婦、代理母夫婦そろっての面談をまずおこなうことになり、最終的に「四月一六日、午後三時半に受付にいらっしゃってください」との返答を得た。

夏美さんは対応の早さに驚いた。

「まさかこんなに早く話を聞いてもらえるとは」

覚悟を決めて、思い切って扉を叩いてみたら、その先にきちんと道がつながっていた……そんなふうにも感じた。

悲しみの涙と喜びの涙

◈記者会見場での初顔合わせ

面談当日の四月一六日の朝。母・陽子さんは勤務先である美容院にいた。ここで、オーナーの双子のベビーシッターをしたり、美容院の雑務などをして働いているのだ。

そして、今日は早めに仕事を片付け、娘・夏美さんと、その夫の達也さんと三人で諏訪マタに初めて行くことになっている。代理出産への挑戦を考えていることは美容院のオーナーもスタッフもみんな知っていて、応援してくれている。

夏美さん夫婦はまずB県から陽子さんのいるA県まで車で迎えに来て、それから三人で一緒に諏訪まで車で行き、午後に根津に会うという予定だ。

午前一〇時。突然、陽子さんの携帯に一本の電話が入った。声の主は、なんと根津八紘本人だった。

「大変申し訳ないのですが、きょうの面談、ほかの日にさせていただけないでしょうか」

突然の本人からの電話にびっくりしている陽子さんに、根津は「申し訳ない」と何度も謝る。

「実は、日本学術会議が本日急きょ、代理出産原則禁止の報告書を法務省と厚労省に提出することになりました。以前より、この日が来たら私どもは東京で記者会見を開いて報告書に異議を訴えるつもりだったので、本日お約束していた面談ができなくなってしまいました。ご連絡が遅くなり大変申し訳ないのですが、別の日にしていただけないでしょうか」（根津）

昨夕、そのニュースが流れたということで、周りの慌ただしい様子が電話を通じて伝わってもきた。

そういうことならば、と陽子さんは了承し電話を切った。

すると、しばらくしてまた根津からの電話が鳴った。

「これは無理を承知でお話をしているのですが、できれば今日、記者会見場にいらして代理出産を希望する当事者の立場からお話をしていただけないでしょうか。当事者と現場を無視して、これで一気に代理出産禁止の方向に日本が向かってしまうかもしれないんです。もちろんお姿を隠すことはできます」

陽子さんは日本学術会議のことはよく知らなかったが、とにかくいま代理出産を禁止されたら絶対に困る。すぐに記者会見に出ることを承諾した。

電話を切った後、娘たちにも伝えなければと、慌てて電話をした。しかし、もう高速道路を走ってこちらに向かっている頃なのか、携帯電話はなかなかつながらない。やっとつながって、夏美さんが出た。

事情を話すと、夏美さんもすぐに了解した。

「これから代理出産に取り組もうとしているときに、禁止などとされたら困りますから。私たちが出ることで何か役に立つならって、そのときはもうとっさのことで必死でしたね」

と二人は後で振り返る。

夏美さんと達也さんは、陽子さんを車に乗せると、行先を諏訪から東京へと変更し高速を飛ばした。

そのころ東京では、日本学術会議の金澤一郎会長と、「生殖補助医療の在り方検討委員会」の鴨下重彦委員長が、午後に厚生労働大臣、法務大臣の順で報告書を手渡し、その様子を取材に多くのマスコミが押しかけていた。

一方、根津ら諏訪マタ側は、学術会議の報告書が医療現場の現状を十分に鑑み議論された結果でなく、当事者を無視したものであると訴えるため、都内で記者会見の準備をしていた。

その準備中の会場に、陽子さんと夏美さん、夫の達也さんらが到着した。これが根津と家族との初めての対面である。

「いつもテレビで見ているホンモノがそこにいる！」

夏美さんはまず最初にそう思った。

控え室で、母娘はこれまでのことを根津に話した。涙ながらに説明する彼女たちの話を聞きながら、根津も涙を落とした。その様に、むしろ家族のほうが驚いた。

記者会見の打ち合わせは、打ち合わせというよりも、ほとんど面談のようだった。私たちは何を話せばいいのか、と聞く母娘に対し根津は、何を話してもらっても構わない。あなたたち自身が当事者であるのだから、まずいまお話しくださったような事情を話していただいて、また、会場からの質問にもご自身の言葉で答えてください、とだけ伝えた。その記者会見の様子がこの章の冒頭だ。

記者会見は、一時間ほどで無事に終了。大勢の報道陣を前に、母娘が当事者としての立場をしっかりと話してくれたことに根津は感激していた。

母娘もまた、根津と出会ったことに感激していた。記者会見では緊張はしたが、根津の話から「つらい思いをしている当事者は自分たちだけではない」ということをはっきりと認識し、代理出産への想いがより強まった。

「涙を流しながら患者の話を聞いてくれる医者がいるなんて……」。この先生は信じられる、この先生にかけよう。そう代理出産への決意を固めたのである。

◈慎重な対応に驚く

代理出産を実施するにあたっては、その前にまず代理母の健康状態を人間ドック等[*3]で綿密に検査しておく必要がある。

普通の妊婦であっても、心筋梗塞《しんきんこうそく》や脳出血、羊水塞栓症《ようすいせんそくしょう》[*4]などになる場合がある。特に実母が

＊3　代理母の健康診断
通常の人間ドックでおこなわれる検査（身体計測・内科診察・尿検査・便検査・血液検査・心電図・胸部検査・上部消化管検査・腹部超音波など）に加えて、乳がんや子宮がん、脳のMRI検査などもおこなってもらう。

＊4　羊水塞栓症
分娩中や産後に、子宮の壁から羊水（胎児成分を含む）が母親の血流に大量に入り（普通はあり得ないこと）、肺の毛細管に作用、アナフィラキシー反応（異物反応から肺浮腫（はいふしゅ）を形成）により急激な呼吸困難から死に至る（70～80％）ことが多い。産科医療においてまったく予知不可能な、最も重症な疾患である。

代理母となると、高齢でありその分リスクが高くなることから、なお慎重に対応しなければいけない。人間ドックでは、乳がんや子宮がん検査はもちろん、脳のＭＲＩ検査もおこない、肉体的・精神的に健常で出産に耐えられる体であることを確認。その上で、代理出産治療に取り組むことになる。

陽子さんも、記者会見後の四月二八日、まず地元の医療機関で人間ドックを受診した。結果は、やや腎臓の数値が気になるものの全体的に良好。その結果をすぐに諏訪マタに報告した。五月二一日、家族三人は諏訪マタを初めて訪れた。再度面談をし、根津から代理出産をおこなうに当たっての詳しい説明を受けなければいけないからだ。その上で治療がスタートできるか判断される。

根津は、代理出産について同病院が定めているガイドラインの存在とその内容、そして治療に入るに当たって家族にぜひ心がけてほしいこと、また家族で話し合っておく必要がある内容に関し一つひとつ説明していく。

「代理出産に限らず、どんな妊娠・出産であっても危険は伴います。障害を持った子どもが生まれる可能性も通常の出産と同様にあります。もし代理母の身に危険が生じたら、通常妊娠の場合でもそうであるように、子どもよりも代理母の命を優先しますので、そのことをどうかご了承ください。

また、もしお子さんが障害などを持って生まれた場合や、お子さんが生まれる前にご夫婦に万が一のことがあった場合はどうするのかなども、事前に話し合って確認しておいてください」（根津）

さらに、「生まれた子どもが物事を理解できる四～五歳ぐらいになったら代理出産で生まれた事実を説明し、産みの親・実の親の双方に感謝する子に育てるように」とも話し、こうしたすべてを納得した上で代理出産を望むのならば「誓約書」にサインして持参するよう話した。

普通の医療機関なら「同意書」とするところだろうが、「誓約書」としているあたりにも、根津の並々ならぬ思いが表されているといえる。

「医療者は、医療行為として代理出産のための治療をおこなうことはできる。でも、実際いのちを育んでいくのは患者さんご家族。新しいいのちを望む際には双方の家族が一丸となって、そのいのちを感謝し大切に育てることを宣誓していただきたい」（根津）

「すごい。なんて慎重なんだろう」。夏美さんは感心した。

五月二七日、家族は諏訪マタが定期的に開催している体外受精説明会に参加した。

この説明会は、これから体外受精に挑戦する夫婦に対し、体外受精とはどのような治療なの

妊娠に関するホルモン

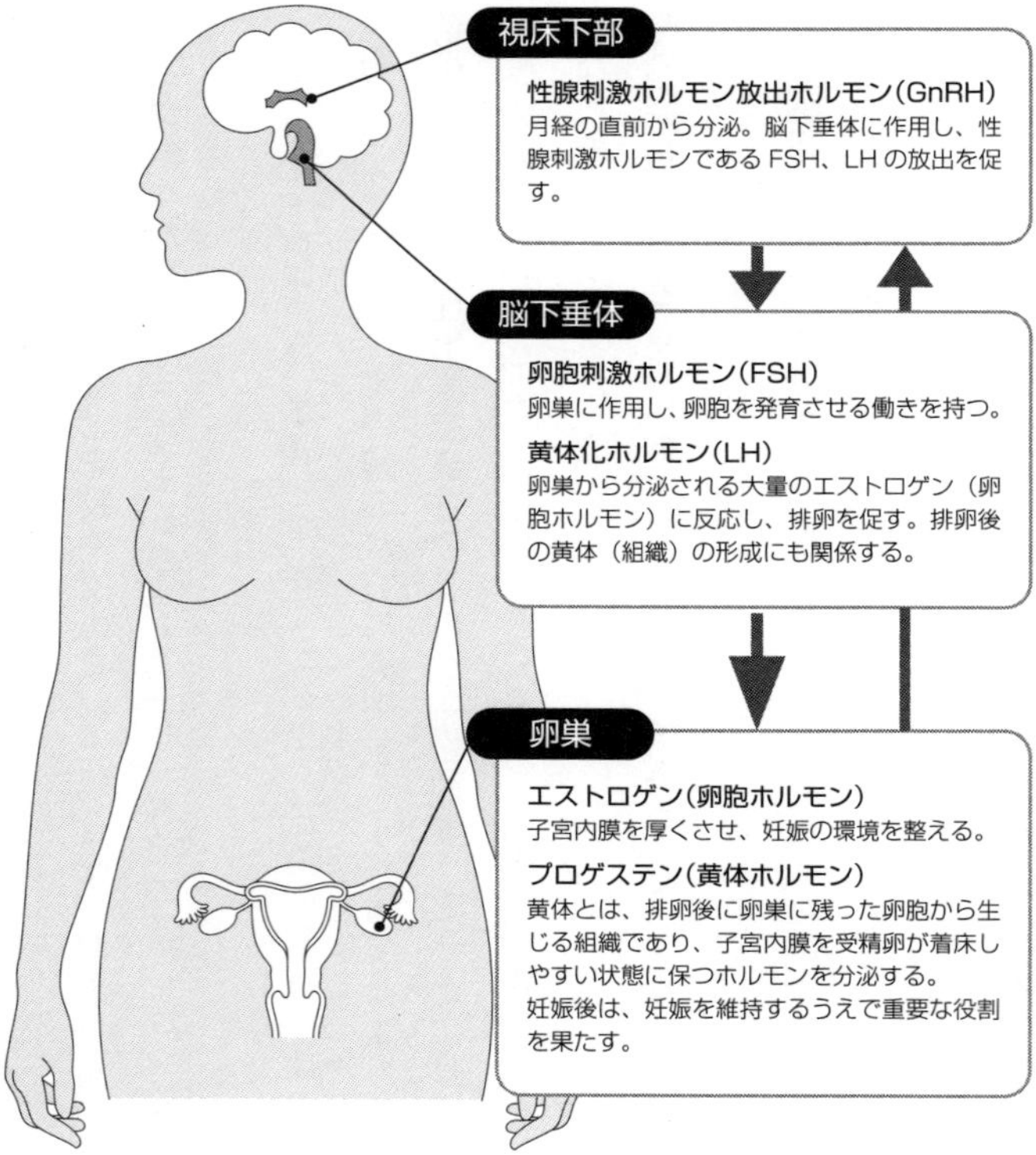
視床下部
性腺刺激ホルモン放出ホルモン(GnRH)
月経の直前から分泌。脳下垂体に作用し、性腺刺激ホルモンであるFSH、LHの放出を促す。
脳下垂体
卵胞刺激ホルモン(FSH)
卵巣に作用し、卵胞を発育させる働きを持つ。
黄体化ホルモン(LH)
卵巣から分泌される大量のエストロゲン（卵胞ホルモン）に反応し、排卵を促す。排卵後の黄体（組織）の形成にも関係する。
卵巣
エストロゲン(卵胞ホルモン)
子宮内膜を厚くさせ、妊娠の環境を整える。
プロゲステン(黄体ホルモン)
黄体とは、排卵後に卵巣に残った卵胞から生じる組織であり、子宮内膜を受精卵が着床しやすい状態に保つホルモンを分泌する。
妊娠後は、妊娠を維持するうえで重要な役割を果たす。

妊娠のしくみ

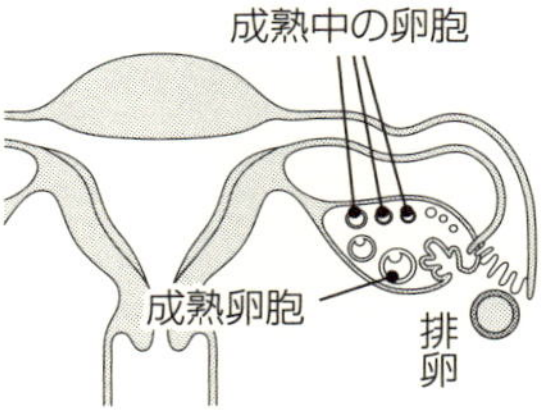

❶ 卵子の成熟—排卵のしくみ—

排卵には、脳（視床下部や下垂体）から分泌されるホルモン（GnRH、FSH、LH）や、卵巣が分泌するホルモン（エストロゲン）の働きが深く関わっている。思春期を迎えると卵巣の中には、20～30万個もの卵の素（原始卵胞）があるが、月経が始まると、それらホルモンの刺激を受けていくつかの卵胞が成長し、その中から十分成熟して排卵されるのは通常1個の卵子である。

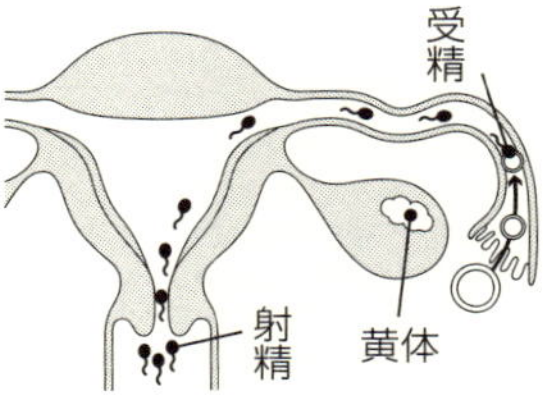

❷ 射精そして受精

卵胞から押し出された卵子は、卵管の先端部で捕獲され、そのまま膨大部と呼ばれる場所へ運ばれる。そこで精子がやってくるのを待つ。

一方精子は、一度に数億もの精子が膣内に放出されるものの、子宮をくぐり抜け卵管までに達するものはごくわずか。無事卵管に辿り着いた中の1匹が卵子と一体化「受精」する。

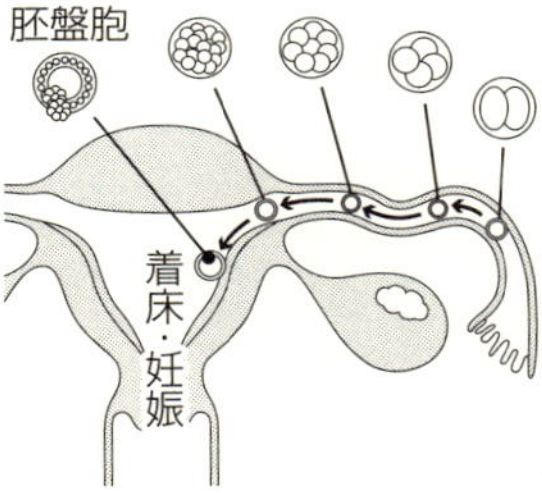

❸ 着床・妊娠

受精後、約10～22時間を経過すると、まず受精卵の中に2つの核が現れ、その後すぐに最初の分割を迎える。2分割した受精卵は、さらに4分割、8分割、16分割、32分割…と分裂を繰り返しながら、卵管内を移動し子宮を目指すのである。子宮内では、この間卵巣が分泌するホルモン（エストロゲン、プロゲステン）の影響で、子宮内膜の厚みも増し、受精卵を受入れる準備がなされている。受精からおよそ6日後、子宮に辿り着いた受精卵は子宮内膜上に接着「着床」する。妊娠の瞬間である。

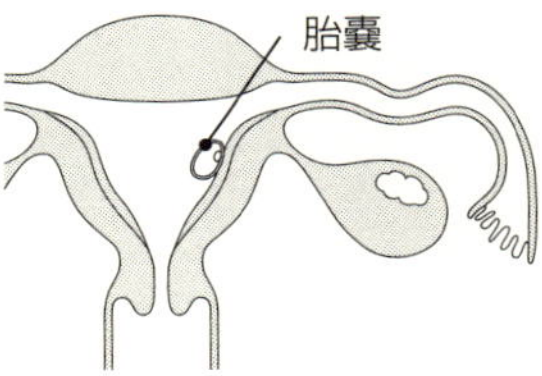

❹ 妊娠の判定

受精後14日目（妊娠4週0日という）頃から妊娠反応が陽性になる。これは、受精卵から産生されるhCGというホルモンによる。また、その5日後くらいには、超音波検査で子宮の中に胎嚢とよばれる袋が認められるようになる。妊娠6週（受精後4週）に入れば、その袋の中で胎児の心臓が動いていることを、超音波検査で確認できる。

体外受精のしくみ（排卵誘発の場合）

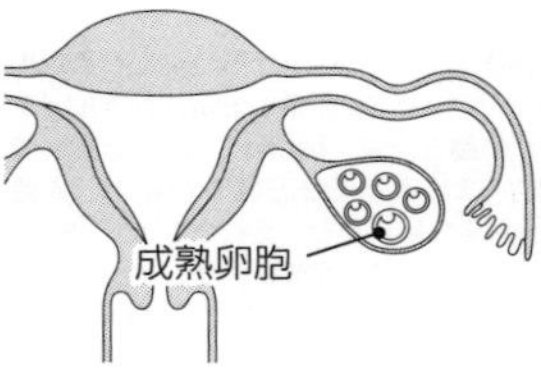

❶ 排卵誘発―“複数”の成熟卵子を採取―

体外受精の成功率を高めるには、良質な成熟卵子を“複数”採取する必要がある。そこで、排卵誘発剤を使って卵巣を刺激し、複数の成熟卵胞を育てる。排卵誘発剤には、卵胞育成のためのもの、そして排卵を促すためのものがある。その結果、3～10個前後の成熟卵子が採取される。

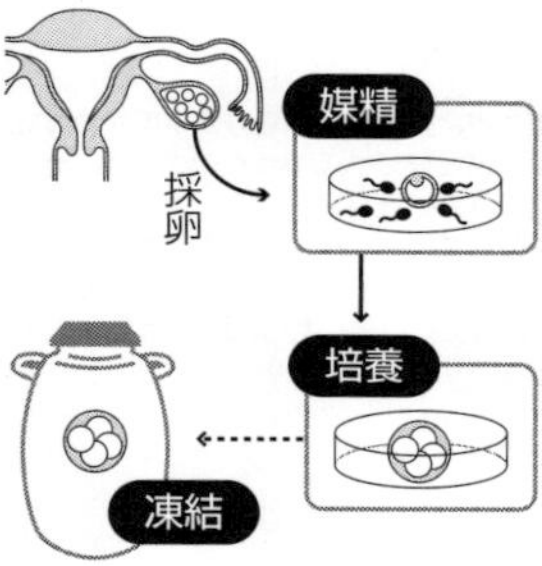

❷ 採卵・媒精

超音波検査で卵胞の大きさと、女性ホルモンの血中濃度が高いことなどを確認すると、排卵を促すための注射を行う。採卵は、経膣超音波で卵胞の位置を確認しながら、針を卵胞に刺して行われる。培養後、卵子は別に採取し濃縮洗浄された精子とシャレーの中で混ぜ合わされる。精子の状態が悪いときには、顕微授精を行い、卵子細胞内に直接精子を入れる。

その後、培養器へ移され、受精卵は2日目に4分割、3日目に6～8分割する。

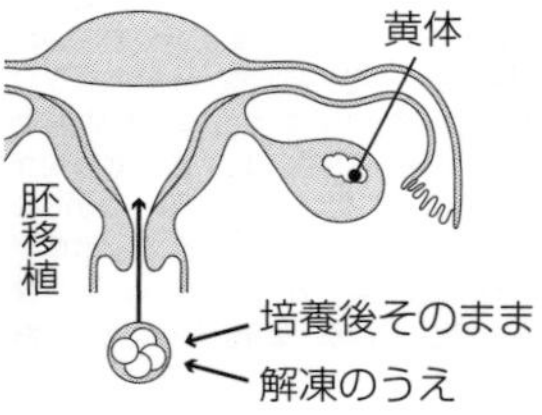

❸ 胚移植

4～6分割卵になった時点で子宮に移植となる。移植前に受精卵（胚）の質のチェックをおこなう。そのまますぐに移植する場合と、いったん凍結し何度かに分けて（胚が着床・妊娠しやすい時期に）解凍をおこない移植する場合とがある。1度に移植する胚は1つないし2つ。最近では、分割がさらに進んだ胚（胚盤胞）を移植する技術が確立された。ほとんど自然妊娠と同様の状態になり、着床率が高いとされている。

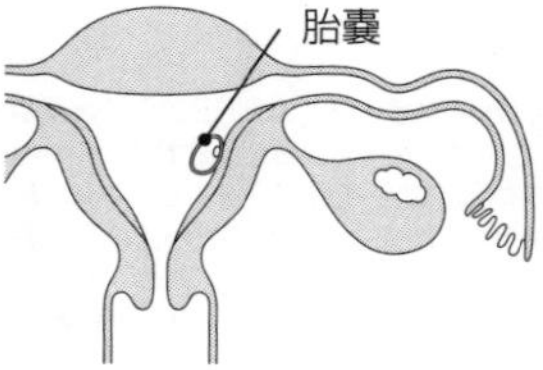

❹ 妊娠の判定

妊娠判定は胚移植から14日目におこなう。尿検査が一般的だが、最近は血液検査がよくおこなわれる。尿検査よりも早い段階での判定が可能であり、hCGホルモンの量の測定も正確で、流産の予測にも役立つという。hCGの値が高ければ、流産の可能性は少ないと判断できる。

かをまず説明するもので、この説明を受けないと治療をスタートすることはできない。毎回四〇～七〇人が会場を埋める。代理出産も基本的には体外受精の技術でおこなうものなので、この説明会は陽子さん・夏美さん・達也さんにとっても必要なのだ。

通常の体外受精は、自然の周期もしくは排卵誘発により大きくなった卵胞《らんぽう》から妻の卵子を採取し、夫の精子と受精させ、その受精卵（胚《はい》）を妻の子宮に戻しておこなう。

これに対し代理出産は、妻から卵子を採取し、夫から採取した精子と受精させて受精卵をつくるという手順までは通常の体外受精と同じなのだが、その受精卵を戻す場所が妻ではなく代理母の子宮という点だけが異なる。

できた受精卵は、質の高いものから低いものまでグレードI～V[*5]と五段階で選別される。質の高い受精卵から子宮に戻していくのが基本だ。これはグレードが高い受精卵のほうが子宮への着床《ちゃくしょう》率《りつ》が高いとされるためだ。

◈依頼母への治療、代理母への治療

様々な諸条件をとりあえずクリアし、いよいよ夏美さんたちの代理出産への挑戦がスタートを切った。まずは、依頼母《いらいぼ》である夏美さんから排卵誘発剤のもと育った卵子を採取し、それを

依頼夫・達也さんの精子と体外受精させ、その受精卵（胚）を代理母である陽子さんの子宮に移植するという手順をとっていく。

この際、依頼夫婦の受精卵を着床させるため、代理母の子宮内膜を受精卵を戻せる状態にすることがカギとなるが、陽子さんは三年ほど前にすでに閉経《へいけい》しているので、ホルモン剤を投与して一回生理をおこさせることがまず必要となる。そこでさっそく始められたのが、子宮内膜《ないまく》を刺激して妊娠可能にするため、ホルモン剤の貼り薬（エストロゲンパッチ）をお腹に貼ることだ。

一方、夏美さんは基礎体温を毎日計り始めた。治療の開始（排卵誘発剤の投与）は、生理の二日目から卵巣の状態を確認した上でおこなっていくのだが、夏美さんには子宮がなく生理がない。そのため、基礎体温が下がった日の翌日を生理二日目と見てタイミングをはかるのが唯一の方法となるからだ。

しかし、母親の生理が来ないうちに体温が下がってしまいタイミングが合わなかったり、体温が下がっても翌日すぐに上がってしまったり、[*6]グラフがあまりきれいな形で出ず、低温期がいつから始まっているのかが把握しにくいという状態が当初二カ月ほど続き、夏美さんをじらせた。

陽子さんも、女性ホルモン剤の副作用か、[*7]お腹が少し張ったりチクチクするのを感じ、普段はめったにない足のむくみも起きた。そのかわりに肌つやは良くなり小じわも減った。なお、副作用が出るか出ないかやその症状は個人により大きく異なる。

七月一四日、夏美さんらは本来まだ診察の予定ではなさそうだったが、途中経過の診察もかねて諏訪マタを訪れた。

診察中、根津が夏美さんの体温表をじっと見つめ、真剣な表情で夏美さんに質問をする。診察室に一瞬緊張が走った。

「今日が生理の二日目に当たるのでは？」

急きょこの日から、夏美さんに排卵誘発剤（注射と、鼻へのスプレー）を投与し始めることとなった。*8「よかったー、やっと治療開始のタイミングが見つかった！」

＊5　受精卵のグレード［本文 p63］
卵子や精子の状態によって、受精卵・胚にも良否が出る。そのため媒精後、44 ～ 46 時間経った胚の様子を顕微鏡下で観察し、5 段階の評価をおこなう。判断のポイントは、分割（ぶんかつ）の進むスピードと分割した割球（かっきゅう）の形、さらには細胞のかけらの割合がチェックされる。最も良好な胚とは、割球の形態が均等で、細胞のかけらの見当たらないものである。
＊6　低温期、高温期（性周期）
正常な成熟女性の場合、体温は低温相と高温相の二相性を示す。このうち低温相期とされるのが、月経の開始から排卵までの卵胞期である。排卵後、体温は上昇し次の月経が始まるまでは高温相（黄体期と呼ばれる）を維持するのが普通である。このような変化が約 28 ～ 35 日の周期として繰り返される。
＊7　女性ホルモン剤の副作用
エストロゲンパッチの主な副作用としては乳房の張り感、不正出血など。黄体ホルモン剤の主な副作用としては吐き気や嘔吐（おうと）、むくみ、血栓（けっせん）症などがあげられる。

代理出産治療のスケジュール

Ⅰ. 治療手順

1　基礎的事項のクリア（メール等を通じ）

1双方の家族の了承　2代理母の人間ドックなどでの詳しい検査の結果（異常なし）　3依頼母に排卵があること、などを確認

2　来院初日（依頼母夫婦、代理母夫婦）

……a. 依頼母に対して……

1基礎的事項の再確認　2代理出産に関する説明および誓約　3コーディネーター・医師らとの面談　4診察・検査・処方　5次回来院日への指示（基礎体温測定）

……b. 代理母に対して……

1から5までは、「依頼母」と同じ。6として、生理を起こさせるためエストロゲン・プロゲステロンの量を調整しつつ20日間投与。

3　治療開始（採卵および胚移植、妊娠判定）

……a. 依頼母に対して……

1 D2（生理2日目）、診察　2 D2～D10、排卵誘発剤（点鼻薬噴霧タイプ、hMG自己注射）を投与⇒D11、再来し排卵を促すhCGを自己注射　3 D13、採卵および媒精　4受精卵を凍結保存

……b. 代理母に対して……

1 D2、診察　2 D2～D11の10日間、エストロゲン・プロゲステロン投与後診察し子宮内膜の厚みを確認、追加のホルモン投与　3 D14、胚移植　4胚移植後11、12日後に妊娠判定⇒陽性ならば妊娠経過チェックを妊娠5、6、8、10週におこなう

4　妊娠経過（妊娠７カ月（〜８カ月）まで）

……a. 依頼母に対して……

❶妊娠5カ月より、SMC方式乳房マッサージ　❷妊娠6カ月より、母乳を出すためのドンペリドン内服。乳房マッサージ後搾乳行為

……b. 代理母に対して……

通常の妊婦健診に加え、中間チェックをおこなう（月2回の通院）

5　病院附属施設入居（帝王切開予定日の２カ月前を目安）

母体、胎児の健康状態を常に把握し、迅速な対応ができる（代理母、依頼母ともに滞在）。❶分娩監視装置による、毎日の胎児心拍と子宮収縮状況チェック　❷週ごとの超音波検査による胎児チェック　❸通常の妊婦健診、など。

6　代理母の帝王切開

帝王切開予定日（妊娠37〜38週）の前日入院

7　出産後（術後８日間の入院）

……a. 依頼母に対して……

児の状態が良ければ初乳を直接与える。翌日より3時間ごとに授乳。

……b. 代理母に対して……

産直後にカベルゴリンを服用し、乳汁分泌を止める。術後5日目より、更年期障害予防のため、❶男女混合ホルモン剤　❷女性ホルモン剤（エストロゲンパッチ）を貼布

8　退院後

産後１カ月間、付属施設に滞在する。依頼母、代理母、新生児は、定期的なチェック（退院1週後、術後1カ月後、術後1カ月半、3カ月、1歳児健診など）を受ける。

註）図では、ごく一般的なケースに基づいた治療の流れを概略化し示している。実際の治療は、依頼母・代理母ともに、患者個々で異なったものとなる

しかし、その後、「体が少しだるい、お腹がはる」といった排卵誘発剤の副作用と思われる症状も現れた。

「みんなもこんな状態だったのかな」。自分が勤務するクリニックの外来に通っていた不妊患者さんたちのことを思った。

◈二度の胚移植

投与開始から九日後の七月二五日、夏美さんら三人は採卵のため諏訪マタを訪れた。

夏美さんらは前日夜にB県の自宅を車で出発してA県の陽子さんを迎えに行き、翌朝三時起きで陽子さん宅を出発して諏訪に朝六時に到着。そのまますぐに採卵をおこなうという強行軍だ。

卵子は左右の卵巣から計一四個も採取することができた。

「すごい！　一四個も取れるなんて」

卵巣の癒着《ゆちゃく》やトラブルがないかが心配されていたので、初めてでこれだけ採卵できたことに、夏美さんも陽子さんも興奮気味だ。

採取した卵子すべては、達也さんの精子と体外受精させ、その結果、九個の受精卵ができた。

三日後の七月二八日、九個の受精卵のうち二個を、子宮内膜の状態が整った母親・陽子さんの子宮にフレッシュ（凍結していない）の状態のまま戻すことができた。

内診台《ないしんだい》の上に仰向けになった陽子さんの子宮に受精卵が注入されていく。子宮の中の様子は、そばのモニターを通して陽子さんにも見えるようになっており、陽子さんは処置を受けながらドキドキしてモニターを見つめていた。

「どうか着床しますように」

わずか一〇分程度で終わったが、陽子さんにとって大変なのはむしろその後。というのも、受精卵が子宮に安定して着床するよう、三時間ベッドの上で動かずに安静にしていないといけ

＊8　採卵の方法［本文 p65］
採卵にはさまざまな方法がある。一時期は hMG（ヒト更年期性腺（せいせん）刺激ホルモン）を頻回に使い、そのために多量の卵子を採卵することがあった。それにより卵巣が疲弊する問題が生じ、問題視され、現在は必要最小限度の数の採卵をすべく、いろいろな方法がおこなわれている。本文中の採卵法は、GnRH アゴニスト製剤であるスプレキュア・ナサニールなどの点鼻薬と hMG の注射を併用した「ショート法」といわれるもので、治療開始からおよそ 12 日目に採卵をおこなう。
この他、自然周期の排卵にあわせて採卵をおこなう方法などもある。

ないからだ。

といっても、安静にしていれば着床しやすいという根拠は特にあるわけではなく、医療機関によっては胚移植《はいいしょく》後そのまま帰宅となるところもあるという。しかし、大事を取ってということで安静を保つようにしている。

体外受精をしたことのある人たちは、この安静時間について「くしゃみが出そうなときは、『卵が出ちゃう！』って思って必死で我慢した」などと振り返ったりする。「くしゃみをしたからって、受精卵は飛び出てこないですよ」と医師は話すが、やはり患者さんは着床を願い、とにかくじっとしているのだ。陽子さんも受精卵の着床を願い、三時間じっと身動きせずに仰向けで過ごした。

「きっと妊娠したわよ」

陽子さんは笑顔で夏美さんに話す。

「本当？　なんかずいぶん自信ありそうだけど」

八月七日、妊娠しているかどうかを血液検査で判定する日がやってきた。

「きっと大丈夫よ」

「楽しみだね」

三人でワクワクそわそわしながら診察室で待機する。

と、そこへ、根津が入ってきた。表情が固い。開口一番、

「残念、今回は妊娠していなかった」

夏美さんの目から涙があふれ出た。陽子さんがいつ次の胚移植はできるのかを尋ねると、根津はカレンダーを見ながら次の診察の日程を決めるなど話を続けるも、いつもの豪快な笑顔はなかった。

「そんなにうまくトントン拍子ですべてが一発ではいかないな。でも、スタートしてからがあまりにうまく進んで、期待しちゃったよな」

そう夏美さんにやさしく声をかけるのだが、夏美さんは呆然として受け答えができず涙を流し続ける。根津もやはり、夏美さんたちの落胆とともに心は沈んでいた。

陽子さんは涙を見せなかったが自分を責めていた。「私のせいかも。あんなに動き回らずに私が仕事を休んでいたらよかったのでは……」。陽子さんは子宮に受精卵を戻した翌日も、いつもどおり美容院で働いていた。

陽子さんと夏美さんたちは、いったん治療の夏休みを取るかたちにして、ゆっくり腰を据えて次回に取り組むことにした。凍結した受精卵はまだ七個残っている。

九月七日、再び胚移植にトライする日を迎える。

前回同様、二個の受精卵が子宮に注入されていく。陽子さんも処置を受けながら、祈る気持ちでモニター画面に見入る。

その後は三時間仰向けになったまま安静。移植をした後は通常通りの生活でいいと聞いてはいたが、年齢のこともう少し考えるべきだったかと思い、今回は職場から二～三日休みをもらった。翌日は家でほとんど寝て過ごし、その後もなるべく静かに過ごすことを心がけた。

九月一九日、妊娠しているかを判定する日がやってきた。今度はどうだろうか。母娘二人で緊張して待っていると、根津が診察室に入り、目の前に座った。

根津の表情は若干硬い。やはり今回もダメだったのか……。そう思った瞬間、

「おめでとう！」

根津は満面の笑みで家族に向き両腕を広げた。

「ほ、本当に……？　先生ほんとに？　ありがとうございます！」

緊張の糸が切れ、夏美さんと陽子さんの目から涙があふれてきた。今度は喜びの涙だ。

もちろん、まだまだ安心はできない。血液検査で妊娠反応が出たとはいえ、この時期に起こる化学的流産*9をも含めると、妊娠全般において流産率は三〇～四〇％にものぼるという。流産《りゅうざん》

の多くの原因は染色体異常《せんしょくたいいじょう》＊10だと言われるが、原因不明で出産にまで至らない場合もある。喜ぶにはまだまだ早い。

そう根津に釘を刺され、油断は禁物だと分かっていても、帰りの車の中は大盛り上がりだった。

「いま妊娠したってことは、生まれてくるのは春か夏ごろってことかな？」

「男の子かな、女の子かな？」

「名前どうしよう」

「それにしても根津先生ったら、びっくりさせてくれちゃって（笑）」

「あれって、わざと私たちを驚かせようとしたんじゃない？　きっとそうだよ」

＊9　化学的流産

妊娠判定は、妊娠5週以降、超音波検査により胎児が入った袋・胎嚢（たいのう）を確認することによっておこなわれる。それ以前に血液検査などによって妊娠反応が得られることを「化学的妊娠」といい、胎嚢がみられる前に流産に至った場合を「化学的流産」という。

＊10　染色体異常による流産

染色体の「数的異常」もしくは「構造異常（転座（てんざ））」といわれるもの。ヒトの染色体は通常、22対44本の常（じょう）染色体（性（せい）染色体以外の染色体）と、性染色体のXX（女性）またはXY（男性）を加えて46本で成り立つが、この数が多い・少ない場合に「数的異常」がいわれる。また、（遺伝子の情報量は変わらないものの）染色体の位置が変わることを「構造異常」という。構造異常の多くは妊娠しても流産し、「習慣流産」「不育症（ふいくしょう）」となるが、着床前診断で異常のない受精卵を子宮へ戻すことで防ぐことができる。数的異常は女性の老齢化に伴う卵子の老化に起因することが多い。

母になるということ

◈切迫流産の危機

妊娠が判明後も陽子さんは仕事を続けた。体調もいいし、いまの仕事が好きだし、それにやはり、女性が離婚して一人で生きていくには、自分で働いて収入を得ていかないといけない。

胎嚢《たいのう》確認の診察を翌日に控えた九月二五日のこと。トイレに行くと

「あれ、これは何?」

下着に茶色いものが付いている。よく見ると血のようにもみえる。心配になり諏訪マタに連絡すると、切迫《せっぱく》流産*11の可能性があるという。

入院するようなことがあってもいいよう、陽子さんはその準備をして急きょ諏訪に向かうことになった。夏美さんはB県の自宅からA県の陽子さんの家に駆けつけ、そこから諏訪まで休みなしでひたすら運転し続けた。

夜に病院に着き、すぐに診察室に通されエコーで子宮内を見てもらう。

「ここに赤ちゃんがはいっている袋が一つ見えるよ。とりあえずは一安心だな。でも心拍《しんぱく》が見えるまでは油断はできないから、安静入院にしよう」

根津が少しほっとした、おだやかな声で言った。

初めて見たエコーの画像では赤ちゃんの形はわからないものの、袋といわれたものはわかり、一安心とともに喜びがこみ上げた。

それから陽子さんは諏訪マタに二週間入院、その間に心拍も確認することができた。

退院後、帰宅してしばらくした一〇月二二日、再び出血があった。今度ははっきり出血して

＊11　**切迫流産**
妊娠は受精卵が子宮の内膜に着床することにより成り立つが、妊娠初期は子宮と強固に結合しているわけではない。そのためいろいろな原因により、子宮の内膜から離れやすい（流産）環境にある。受精卵そのものに原因がある場合、子宮の環境（子宮筋腫等）、免疫反応、外的刺激等によっても流産にいたる可能性がある。切迫流産とは妊娠22週未満で流産の危険が高い状態を言い、不正出血（ふせいしゅっけつ）、腹痛などが見られる。安静と薬物療法をするが、予防しきれない場合もある。

いると分かった。また切迫流産だ。

今回の出血は夜だった。夏美さん夫婦がそろそろ寝ようとしていた時刻に陽子さんから電話があり、夫婦は再び慌てて車をA県まで走らせ、陽子さんを乗せて諏訪に向かった。諏訪に着いたのは明け方。それから達也さんは仕事に向かうため来た道を折り返した。

B県からA県までは高速道路で二時間。そこからさらに諏訪までは二時間半で、片道で合計四時間半になる。

代理出産をしているのは日本では諏訪マタしかないので仕方がないにせよ、治療を受ける医療機関が遠方というのは、やはり大変なことである。切迫流産で特にそれを実感した。

時間だけでなく交通費もかかる。ガソリンは満タンにしていっても片道分で終わる。当時、ガソリン代が急騰《きゅうとう》していたためガソリン代と高速料金代を合わせると、一往復で約四万円。診察は妊娠判定が出てから安定するまではほぼ毎週、その後は月二回あったので、毎月交通費だけで一〇万円前後かかる計算だ。

さらに、出産二カ月前から諏訪に滞在する費用なども合わせると、さらに経費は増す。

「治療費よりも、交通費や滞在費などの負担が大きかった」と達也さんは後で振り返る。

「この代理出産では治療費と交通費等とを合わせて全部で三〇〇万円弱ぐらいかかったと思

いますが、そのうち二〇〇万円くらいは交通費や滞在費だと思います。代理出産が公に認められるようになり、地元の医療機関でも治療や診察が受けられるようになれば、ここまではならない。切迫流産などの危険に遭遇したときでも、すぐに地元で診てもらえて安心なはずです」（達也さん）

結局、二度の切迫流産の危機を乗り越え、安定期に入ることができた。

だが、二度目の入院は三週間にも及んだ。退院すると、陽子さんはそれを機にもう働いている場合ではない、赤ちゃんの命がかかっていると思った。夏美さんも同じ考えだった。しかし、働かなければ陽子さんは暮らしていけないし、職場も陽子さんを急に失うと困る。そこで、陽子さんにかわり、夏美さんがピンチヒッターとして陽子さんの職場で働くことにし、それでも陽子さんの生活費が足りなくなった場合は夏美さんと達也さんが出すことにもした。

◈周りの応援に支えられ

代理出産することとは、陽子さんの兄弟も、夏美さんの父である元夫も、そして陽子さんの職場の同僚も、みな知って応援してくれている。職場の人たちはオーナーをはじめ快く陽子さんを送り出してくれ、スタッフが読む会報にも「阿部陽子さんのご出産をみんなで応援しましょう！」「元気に産んで、また戻ってきてください」と書いて励ましてくれた。

元夫も、陽子さんの体を心配して諏訪マタに一緒についてきてくれたこともあった。また、陽子さんの息子たち、夏美さんにとっての弟たちも、今回代理出産を取り組む際に初めて姉の体の事情を知り、「お母さんも姉ちゃんもがんばれ！」と応援してくれている。達也さんが仕事で診察に同行できなかったときには、弟がかわりに二人を乗せて運転してきてくれたこともあった。

夏美さんの友人たちも、子どもの誕生を心待ちにしている。勤務先のクリニックの同僚も、代理出産に挑戦すると決意したとき心から応援してくれたのはもちろん、受精卵の写真を見せると「すごいね〜！」とわが事のように喜んでくれた。

一方、夫の達也さんの家族に対しては、夏美さんは代理出産に取り組む最初から「ちゃんと伝えてほしい」と達也さんに頼んでいたが、達也さんは伝えていなかった。「人間にはどんなことがあっても不思議ではない。だから特に周りに言う必要もない」という、いつもの達也さんの信条からだ。

結婚するときも、夏美さんは自分の体のことはきちんと両親に話しておいてほしいと達也さんに頼んだが、達也さんは「夏ちゃんが子どもを産めないということを負い目に感じる必要はないし、結婚するからといって体のことを親に話す必要はないよ」とこれまた伝えてなかった。今度こそ打ち明けたいと夏美さんは訴えたが、達也さんは「いま伝えても心配させるだけだし、無事に産まれたら話せばいい。話したらわかってくれるだろう。黙っていたことで文句を言われたら、全部僕が言うなと言っていたと言えばいいんだから」と言う。

しかし、妊娠が安定期に入ったころ、夏美さんは「やはり大切なお義母さんに黙っているのはつらい。きちんと話したい」と達也さんにお願いをした。

達也さんの母親はついに事実を知ることとなる。その反応はというと、突然のことにびっくりし、なんで今まで黙っていたのか、私がそんなに信じられないのかと怒った。そしてまず案じたのは陽子さんの体だ。

「陽子さんは大丈夫なの？　つわりとかはないわけ？」

「……大丈夫です」

「私は反対。事後報告だったことにも反対」

代理出産というものがあることは知っていたが、まさか自分たち家族の身に起こるとは。達也さんの母の反応に、どこか当然とは思っていても夏美さんはひどく落ち込み、ボロボロと涙をこぼした。

しかし、すぐ翌日、達也さんの母から夏美さんに電話が入った。

「昨日は申し訳なかった。突然のことでついびっくりしてしまって……」

あれからしばらく考えたら、二人が考えて決めて、陽子さんも協力してくれていることに自分が口を出して反対するべきではなかった。実は自分も流産を何度かして、ようやく最初の子の達也さんを授かった。だから夏美さんの子どもを持ちたいというその気持ちはよく分かる。

そう達也さんの母は電話の向こうで涙ながらに話した。

そして、「陽子さんの体のことは本当に心配だけれど、どうか無事に元気な赤ちゃんを産んでほしい」と言ってくれたのだ。

夏美さんも涙を流しながら義母に感謝した。

一二月中旬、達也さんの母は夏美さんらと一緒に諏訪マタを訪れた。

根津は達也さんの母に会うなり、「あなたの息子さんはとても立派ですね！」と声をかけた。

「子宮がない、子どもが産めないということがわかると手のひらを返すような態度をとる男性が非常に多い世の中で、そんなことを一切気にせず、夏美さんと結婚し、大切に思い、彼女を支え続けている。男の中の男だ。そんな息子さんに育てたあなたも立派だ！」

「まぁ、そんな……」

達也さんの母は照れながらも顔をほころばせる。

さらに、エコーでお腹の子どものあくびをしたりする様子も見ると、「かわいい!」と大きな声で笑いながら楽しんだ。そんな様子の義母を見て、夏美さんもホッとした。

こちらは一件落着として、最後にもう一人、まだ事実を知らせていない重要な人がいた。陽子さんの八〇歳過ぎの母親で、夏美さんの祖母だ。耳が遠いので電話で話しても分からないだろうと、状態が安定した二月に陽子さんと夏美さんで直接会いに言って話をすることにしていたのだ。

久々に訪れたその日は、雪だった。

「寒いところ、よく来たね」

陽子さんの母は二人の来訪を喜んで家に上げてくれたが、陽子さんの大きなお腹は厚いコートで隠れているため、なんで二人が来たのかまったく気がつかない。

こたつに座ったところで、陽子さんはにっこり笑いながら「お母さん、これ見て!」と、ぱっとコートを開けて丸々としたお腹を見せた。母は腰を抜かさんばかりにびっくりした。

「ど、どうしたの? それ。何かのできもの? それともいい人ができたの?」

事情を話すと、母は涙を流して喜んだ。
「夏美ちゃんがお母さんになる日が来るなんて……」
これでほぼ一通り家族全員に伝えることができ、応援も得られた。

◈だれもが通る道

こうしているさなかも夏美さんの生活は、A県でのクリニック勤務、諏訪への月二回の診察と、移動の多い多忙な日々が続いた。しかし途中からは勤務先のクリニックでも診察してもらえ、諏訪に通う負担は月一回に減った。

また、出産後はA県で陽子さんと、夫と生まれてくる子どもと四人で生活することにしたため、諏訪に長期滞在する前に新居探しと引越し作業にも追われることになった。

陽子さんと暮らすことにしたのは、代理出産をするため陽子さんは職場を離れていて、いつごろ復帰できるのかは産後の状況次第だったこと。またその間、陽子さんが一人で生活するより一緒に生活したほうが、体のことも含め、お互い何かと安心だし都合が良いだろうとの考えからだった。

三月初め、出産が二カ月後に近づき、夏美さんと陽子さんは諏訪マタの宿泊施設に滞在し始めた。これは、代理母と胎児《たいじ》の健康を毎日チェックして、何がいつ起こってもより万全なかたちで対応できるようにし、良い状態で出産に臨むためである。と同時に、代理母と依頼母が一緒に過ごすことで、依頼母が代理母と宿った命に日々感謝し、生まれてくる子に対する母としての愛情と絆がより持ちやすくなるようにするためでもある。

出産がいよいよという実感がわき出した頃、これまで元気で常に前向きだった夏美さんの心が不安定になってきた。

「自分で産まないのに、生まれてくる子にきちんと愛情が注げるのか、夜中に子どもが泣いたりしても、ちゃんと起きて母乳《ぼにゅう》を与えることができるのか、いいお母さんになれるのか不安になった」と口にするようになったのだ。

母の陽子さんは、「大丈夫よ。どんな母親も、最初はみんな自信がないの。私だって、夏美を最初に産む前は、母親になる実感がわかなかった。産んで実際に育てていくうちに実感していくものなの」と言うが、夏美さんはそれでもなお不安になっていく。

「お母さんは昔から立派だし、いまも私のためにこんなにも一生懸命になってくれている。私はいったいそんな良い母親になれるんだろうか、なれない気がすごくする」

診察の後、夏美さんは諏訪マタの中にあるカウンセリングルーム「こうのとり相談室」に陽子さんと立ち寄り、カウンセラーの渡辺みはるに話を聞いてもらうことにした。*12

仕事と通院、毎日慌ただしく過ごしてきた治療期間だったが、出産を間近に控えて急に「自分の子どもが本当に生まれるんだ」という実感が強くわいてきたこと、と同時に、思いがけない大きな不安を抱えた心の内を、夏美さんはそのまま打ち明けた。

ひとしきり夏美さんが話をし終えたところで、渡辺はやさしく語り始めた。

「うんうん、そっか。赤ちゃんが自分に何を訴えているのかをきちんとわかって、応えることができるか心配だってことだね」

夏美さんは涙を拭きながらうなづいた。

「それなら大丈夫。まず、この子を育てるのは夏美さんあなた一人じゃない。周りにだれかが必ずいるもの、わからないことが出てきたらすぐに聞けばいい。

それからね、赤ちゃんの要求通りに初めから対応できる人なんてどこにもいやしない。泣いている原因はこれかな、これかな、って思い当たること一つひとつ見当つけて試していくんだよ。そうして赤ちゃんの欲求と一致したとき、赤ちゃんはお母さんにわかってもらえたって落ち着くの。毎日のそんな繰り返しの中でだんだんと、どうしたらいいのかってこと、自然に気づいていける」

渡辺はカウンセラーだが、保育士でもある。そうした観点や諏訪マタの育児相談室での勤務経験からも、夏美さんに話しかけているといえよう。

「夏美さんが赤ちゃんに教えてもらうんだよ。赤ちゃんによって〝お母さん〟に育ててもらっていくんだよ。だから最初からちゃんとできなくて当たり前、ちゃんとできたらそのほうがおかしいから」（渡辺）

それでも、と夏美さんは心の内を話し続ける。

「私、自分が赤ちゃんのお母さんになってもまだ『ご飯作って』とか自分のお母さんにたまに甘えてしまうかもしれない。赤ちゃんとお母さんの体をだれよりも考えてあげなきゃいけな

＊12　こうのとり相談室
看護師、培養士（ばいようし）、カウンセラーが、それぞれの専門に応じて、患者の治療不安に対応する部屋。診察時間内はだれでも自由に出入りでき、午後の予約制の枠では個別に面談が可能なので、ゆっくり面談したい場合はこちらを選べる。メールや電話での相談にも応じている。2003年に開設。6年間で来室者は4000人を超え、メール相談も2000件を超えた。患者の心の拠り所として、チームとしてのサポートをはかっている。

いのは私なのに」

「そんなありのままの夏美さんの気持ち、それはそれでいいんじゃないかな。夏美さんがお母さんの娘であることはこれからも変わらないんだから。ねっ、お母さん」

渡辺の言葉に、陽子さんも隣でうなずいた。

そうなの？　最初からいいお母さんでなくてもいいの……？　完璧になろうと無理をする必要はないと知り、夏美さんは少し気持ちが晴れた気がした。

「実際はこんなに早く妊娠ができて出産にこぎ着けられるとは思っていなかったから、心の準備ができていなくて急に不安になった部分もあるのかも。私たちは早く夢が叶ったんだから幸せよ……」。陽子さんの言葉に夏美さんもうなづく。

「いろんな人たちのおかげで、いまの自分たちがある」と、陽子さんは話す。

実は陽子さんが離婚した際、本当は遠方にある実家に帰ることを考えていたのだが、夏美さんの友人の親たちが「子どもたちの近くにいたほうがいい」と、陽子さんのために近所に家を探したりしてくれた。「もしそのまま実家に帰ってしまっていたら、夏美や子どもたちとは簡単に会えなくなって、代理出産もなかったかもしれない」と陽子さんは振り返る。

今でこそ姉妹のように仲のいい母娘だが、夏美さんは陽子さんについて「昔はものすごく厳しいお母さんで、むしろ離婚して離れてからのほうが友だちのように話せる関係になった」と話す。「厳しくしたのは、子どもを産めない体だからこそ、人一倍強く生きていける子にしなければいけないと思っていたからかも」と陽子さんは言う。

「昔もいまももちろん子どもを愛していますが、離婚してから、子どもたちの存在がいかに私にとって大きいものだったか思い知りました。子どもから与えられる喜びというのは本当に大きい。それは、夏美が子どもを産めない体だから気付かされた部分もあると思います。だから、本人が少しでも望むなら、子どもを持つ喜びを夏美にも味わわせてあげたいと思って……」（陽子さん）

夏美さんも陽子さんの思いを理解している。

「母が子宮のない私を強い子にしようと育ててくれたように、私も、代理出産で生まれてくるこの子を強い子に育てたい。私は母を人間として尊敬しているので、子どもには母の遺伝子《いでんし》を伝えたいですね。ただ、それは本当の遺伝子というより、母から私が教わったことという意味での遺伝子。だから私は、とても厳しいお母さんになるはず（笑）。それを後で『お母さんにあやまろうね～』とフォローするのが達ちゃん。彼はきっと、いい父親になると思う。大好きなサーフィンも一緒にしたり、サッカーしたり……」

夏美さんの頭には、これからの楽しいことが思い浮かぶようになっていた。

よく来てくれました

◈出産前日

諏訪マタに滞在を始めてから、夏美さんは毎朝三〇分、陽子さんのお腹の中にいる自分の子どもの心音《しんおん》を聞いている。これは毎日のNST（ノンストレステスト）という胎児の心拍《しんぱく》と母体の子宮の張りをチェックする、諏訪マタの代理出産においては滞在中毎日おこなう母子健康チェックだ。依頼母も一緒に心音を聞くと、より胎児の存在を強く認識することができるという。

バク、バク、バク……

部屋中に力強い音が響き渡る。

「今日も元気に動いているね」（陽子さん）

「二人で黙ってずっと聞いていると、だんだん眠くなってくるけど（笑）、でもこの音を聞くとすごく安心する」（夏美さん）

代理出産の場合、「子どもを産んだら引き渡したくなくなるのでは」と懸念する人もいるが、これに関し陽子さんはきっぱり否定する。

「むしろ、ちゃんと大きく健康にお腹の中で育てて、そして産んであげて、無事に娘夫婦に引き渡さないと、という任務のような思いが強いです。私は体の一部を貸しているだけ。しかもたった一〇カ月足らず。あとは娘夫婦が、それよりもずーっと長い時間をかけて、愛情を込めて育てていくんであって、子どもは普通の出産で生まれた場合とかわらず娘の子どもなんだと思っています。だから私がお腹の中に話しかけるときは自然に〝ばあばですよ〜〟って話しています（笑）」

出産日が近づき、陽子さんたちは付属滞在施設から移って病院施設内に入院した。

そして、明日はいよいよ出産だ。夏美さんは興奮しているのか、近頃睡眠を上手に取れない日が多い。

根津がエコーで陽子さんのお腹を診察する。お腹の子どもの姿が映し出された画面を、夏美さんらは身を乗り出して見つめる。

「あ、これ手だよ。これは口で……これは耳！」

夏美さんの〝実況中継〟に達也さんは、

「よく分かるねぇ」と感心する。

「え、分かんないの？　もう、明日からお父さんなんだからね。子どものためにしっかり働いてきてよ」

それを聞いていた根津も

「はっはっは！　そうだ。がんばれよ、父ちゃん」といつものように豪快に笑って励ます。

子どもが男の子か女の子かは、まだ家族は知らない。最近は生まれる前に性別が分かるのだが、分かっていても根津は胎児の性別を教えない。

「どっちが生まれても大事な授かりものであることには代わりがないだろう？」（根津）

すべては明日のお楽しみということにしよう。

「母乳のほうの調子はどう？」

根津は夏美さんに尋ねる。夏美さんは、陽子さんが妊娠六カ月の安定期に入ったときから、ドンペリドンという内服薬を食事の際に飲むと同時に、ＳＭＣ方式の乳房マッサージを教えられ毎日実践してきた。子どもを産まなくても、母乳を出すのは可能であり、また自分で母乳を出して与えるということで、依頼母と生まれた子ども、つまり血のつながった実の母子同士の絆が強まるという。

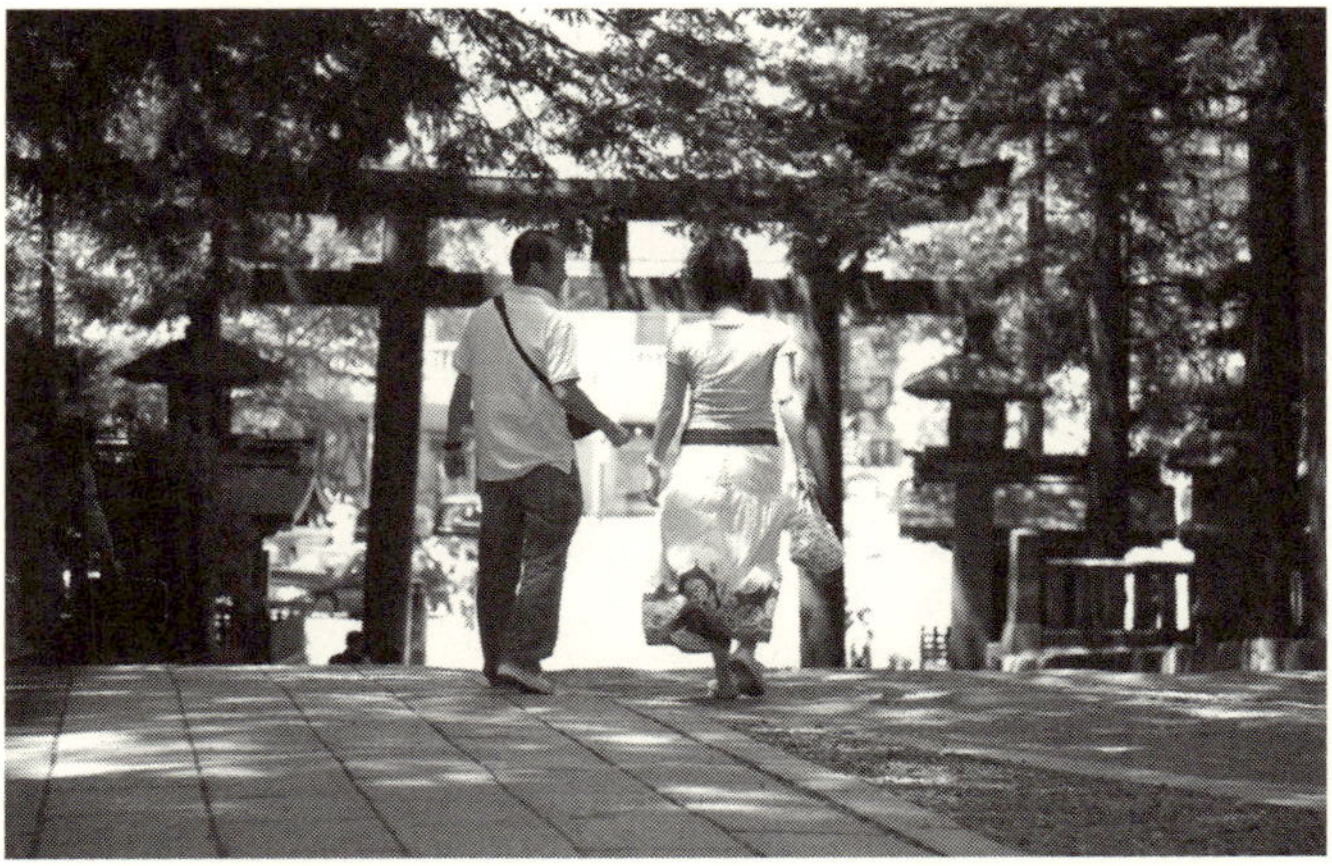

夫婦で諏訪大社に願掛け

マッサージは全部おこなって一〇分程度。これを一日一回やるだけでよく、特に入浴時におこなうのが効果的だという。

「母乳はちょっとは出ますが、胸が痛いです。ブラジャーに触れると擦れるように痛くて」

夏美さんの答えに根津は、

「胸が張ってきているということだよ。今日から搾乳《さくにゅう》をして、子どもが生まれたらあげられるようにしよう」

病室に戻ると、助産師さんがやってきた。夏美さんから搾乳すると、わずかに乳首から母乳が出てくる。それを小さな容器に少しずつ移し取っていき、冷凍して保存しておくのだ。

マッサージに一〇分、搾乳に一〇分をかけて、ようやく一〇CC弱の母乳が取れた。これでも十分取れたといえる。たとえ少量であっても、生まれてきた赤ちゃんに自分の母乳を与えることに大きな意義があるからだ。その上で、人工ミルクで補充していく。

「母乳を出すって、ものすごく疲れる作業なんだね」

やり終えて夏美さんはぐったりしている。

「でも、がんばらないと。根津先生に『今日から搾乳だ』と言われた時点で、『あ、そうか、無事生まれたら母乳与えないといけないんだ。しっかり出さなくちゃ』と思った」

「これで自分に〝お母さんスイッチ〟が入った」「お母さんの領域に片足つっこんだ」とも夏美さんは口にする。母親になるという気持ちが高まっているのがあきらかに見て取れる。

一方、陽子さんは、明日は妊娠三七週六日での帝王切開での出産となる。高齢の実母による代理出産である以上、出産時に経過の予測できない経膣《けいちつ》分娩（自然分娩）ではなく、出産予定日二週間前の、状態が安定しているときに、環境を整え帝王切開するほうが格段に安全なお産だからだ。

「長時間の陣痛《じんつう》に悩むことも、いつ生まれるんだろうという不安もないので、いまは落ち着いた気持ちで明日を待っています」（陽子さん）

◈できなかったことが、できるようになる

翌朝、いよいよ出産の日を迎えた。

夏美さんを見ると、目が赤い。昨晩はいつも以上に眠れなかったうえ、今日とうとう赤ちゃんに会えると思うたび泣けてしまうのだという。

「いよいよ子どもに会える。顔が見れる、声が聞ける、この腕に抱ける……。そう思うと、それだけで涙が止まらなくて。達ちゃんにも抱っこさせてあげられる、早く抱かせてあげたい、って……」

一方、陽子さんは、前日の早朝（入院の日の朝）に少し白髪の出ていた髪を染めた。

「もし何かあっても、大丈夫なようにきれいにしておこうと思って」

いつも明るくあっけらかんとして見える二人だが、やはり相当の覚悟で臨んでいるのだということが、ひしと伝わってくる。

陽子さんもまた、夕べは緊張のためか、睡眠導入剤《すいみんどうにゅうざい》を飲んでもあまり眠れず、お腹の子が盛んに動いていたという。

「いよいよ外に出るんだって、お母さんに会えるんだってこの子も分かるのかしら」（陽子さん）

手術は午後一時過ぎからだが、すでに陽子さんには点滴《てんてき》の管や尿道《にょうどう》カテーテルなどが取り付

けられ、ベッドで安静にしている。その部屋に家族は集まり、手術までの時間を過ごした。

夏美さんは搾乳にとりかかった。

「少しでも多く取っておいて、赤ちゃんにあげないと」

ときおり、「疲れた。くらくらする」と大きく息をつきながらも、また一生懸命搾乳をし続ける。

「ついこの間まで小っちゃな胸だったのに、すっかりお母さんの体になってきて……。がんばってね。私のお乳はまったく出ないようにしちゃうんだから」

陽子さんは、出産したらカベルゴリンという内服薬を飲み、乳汁分泌《にゅうじゅうぶんぴ》を止める。出産後すぐに乳汁分泌を止めることで、一切母乳は出ず、乳房が張ってつらいということもない。これによって代理母の産後の身体的負担も軽減する。

また、出産後に急激にやってくる更年期症状を防ぐため、ホルモン補充もおこなっていく。

夏美さんの隣では、本日のカメラマン役を仰せつかった達也さんが、「ちゃんと撮ってね」と妻にせかされながら、ビデオとカメラの操作方法をおさらいしている。

手術前、根津が三人の部屋にやってきた。

搾乳ができている様子の夏美さんを見て、

「そうそう。いままでできなかったことが、これからもっとできるようになるよ。楽しみにしててね」

さらに続けて、

「絶対不可能だと思っていたことが、お母さんのおかげでやっと現実になるね」

根津の言葉に、夏美さんと陽子さんは思わず目頭を押さえる。

「ありがとうございます」

夏美さんは思った。「これまでは、自分の体のことを思い出したり人に話したりすると、どうしても涙が出てきてしまった。でも、これからは、子どもと過ごす日々が、過去のつらかった思いを上書きしてくれるはず」と。

◈親子三人での初めての記念撮影

陽子さんはストレッチャーに載せられ手術室に入った。夏美さんも手術室用のユニフォームに着替え、陽子さんのそばに付き添う。「しっかりと自分の目で出産を見て、子どもに伝えたい」という、夏美さんのたっての希望だ。達也さんは別室で待機し、画面を通して様子を見守る。

「ああ、いよいよここまで来れた。これで夏美にバトンタッチするんだなぁ」

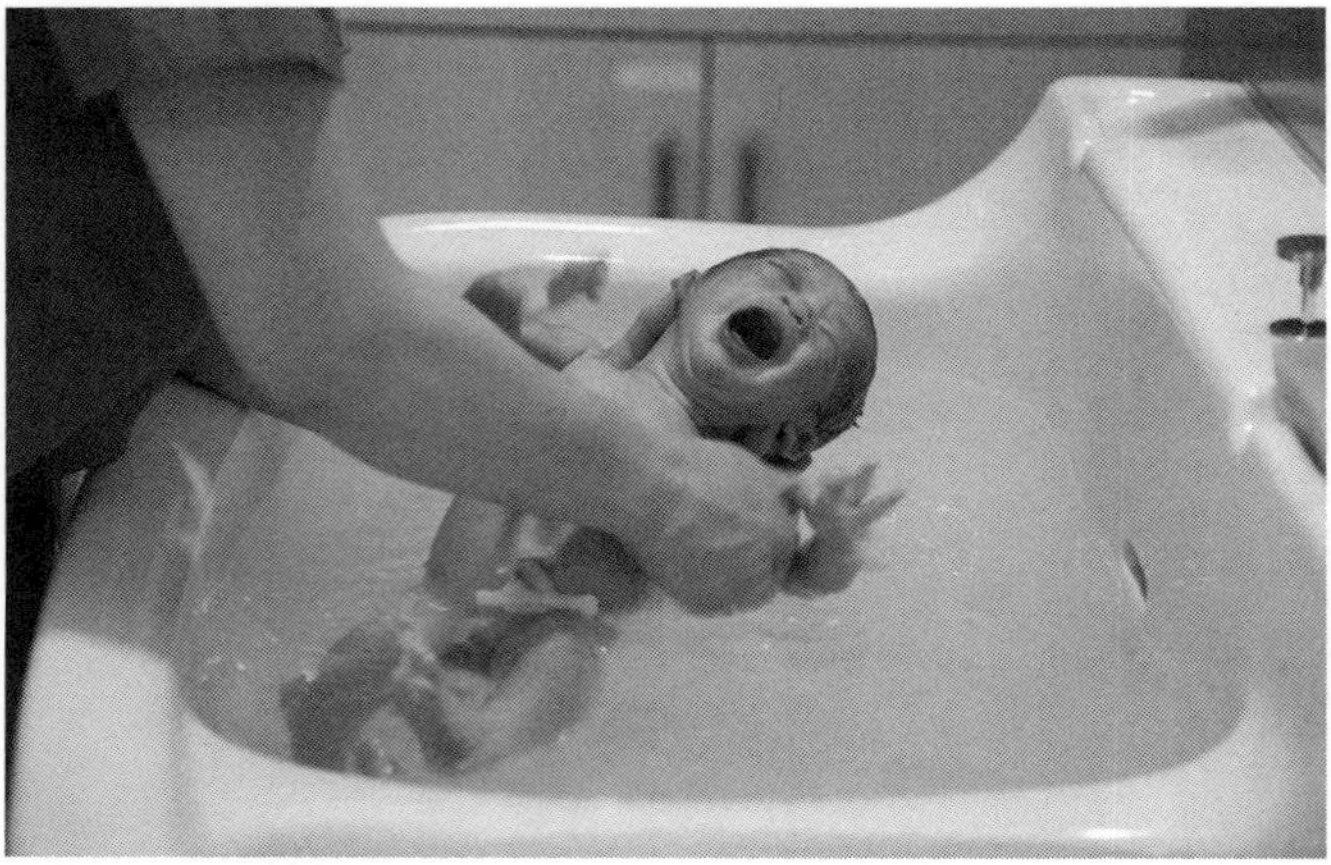

無事元気な男の子が誕生

手術台の上で、陽子さんは感無量の気持ちでいた。夏美さんも同じ気持ちで、陽子さんの左手をずっと握っている。

下半身に麻酔《ますい》が施された後、手術が始まった。万全を期し、医師は根津以下三名、その他のスタッフも約一〇名という特別態勢だ。

緊張感ある手術室の中で、スタッフは絶えず、夏美さんや陽子さんに優しく声をかける。

執刀《しっとう》開始から約六分。子どもの頭に吸引器が取り付けられたかと思うと、一気に児の全身が引き出された。

「あ、達ちゃんが出てきた！」

瞬間、夏美さんは思った。子どもが達也さんに瓜《うり》二つだからだ。

と同時に、手術室中に割れんばかりの元気な産

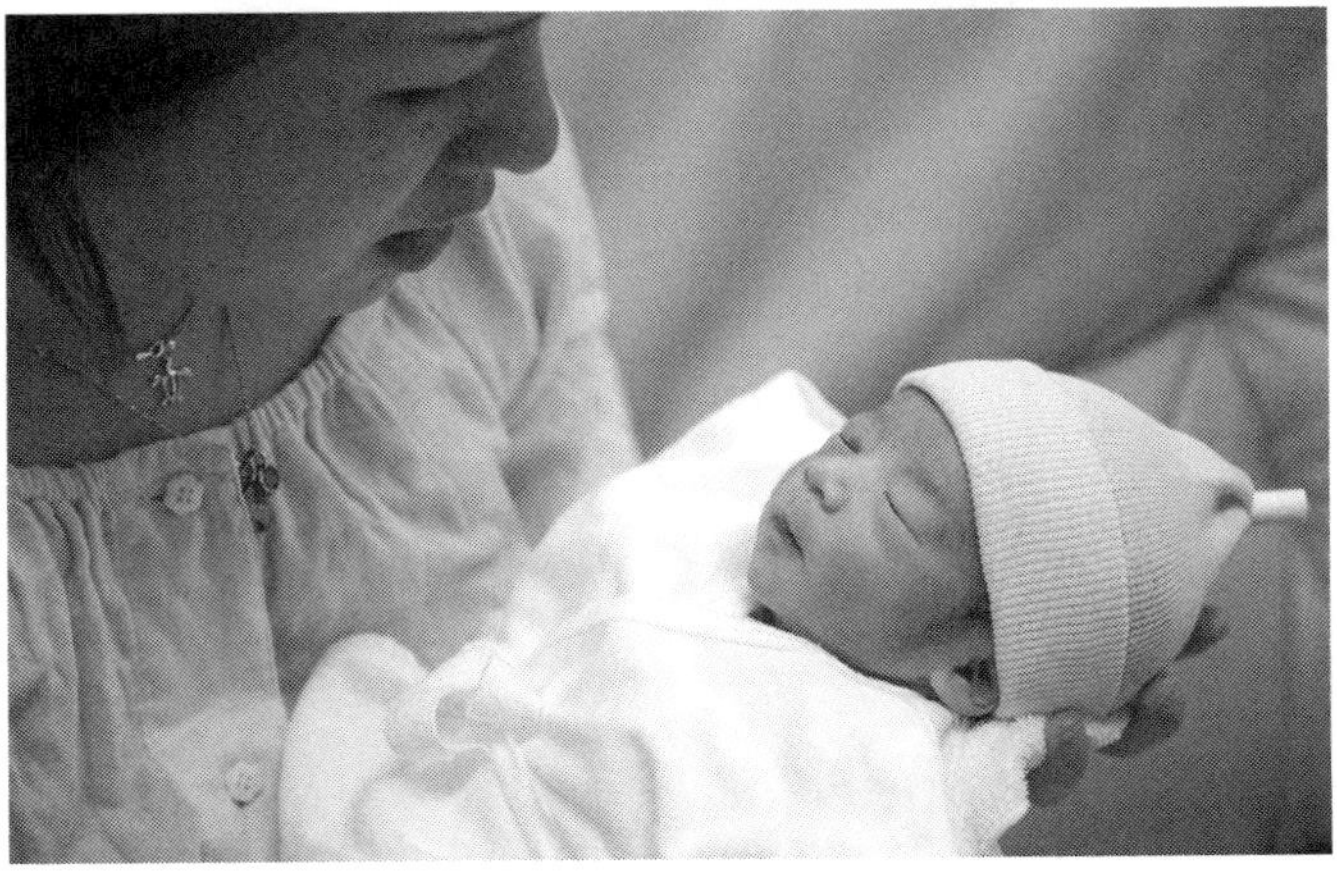

赤ちゃんに初乳を与えた夏美さん

声が響きわたる。

「は〜い、男の子！」

根津が高らかに叫ぶ。

夏美さんは肩を震わせながら感極まって泣きじゃくった。そんな夏美さんの両肩を、後ろからきゅっと優しく、濱正子看護師長が微笑みながら両手でつかむ。

子どもはすぐに夏美さんと陽子さんの目の前に連れて来られた。小さな手が、陽子さんの手に握らされる。

「わぁ〜、かわいい。ありがとうございます。夏美、おめでとう」

対面後に使用された薬でもうろうとしながらも、陽子さんは夏美さんと同じことを思った。

「達ちゃんが出てきたわ」と。

子どもはすぐに手術室の外に運ばれ、スタッフにより全身のチェックがおこなわれる。手の指、足の指が全部そろっているかも、「イチ、ニ、サン、シ、ゴ」と一つひとつ数えられた。

全身の状態が安定しているのが確認されると体を洗われ、服と帽子を身にまとわされ、夏美さんと達也さんのもとに連れてこられた。体重二六〇〇グラムあまりの元気な男の子だ。

まずは夏美さんが抱っこする。恐る恐る、そおっと腕にして、

「かわいい……」

崩れそうな笑顔で赤ちゃんの寝顔をのぞき込み、かわいい、かわいいと何度も繰り返す。

達也さんも抱っこする。自分の手と赤ちゃんの手を見比べて、

「小さいなー（笑）」

顔も小っちゃい、足もこんなだよ、鼻はパパに似ているね……一つひとつに感激しながら、二人は小さな天使に見入ったままだ。

「達ちゃん二号が来た」

「今日から大変だね」

親子三人で記念写真を撮ったところで、男の子は保育器に移された。

一方、陽子さんの手術は淡々と進められていった。下腹部の傷も目立たない横一本のきれい

な線になるよう配慮され、執刀開始から五〇分あまりで手術は終了した。

「いまのところお子さんは無事健康。お母さんの体調も問題ありません。本当によかった」

根津が晴れ晴れとした表情で、達也さんと夏美さんを見る。

「いまから名実ともにお父さん・お母さんですな。がんばって役目を果たさないと(笑)」

陽子さんがストレッチャーで運ばれてきた。麻酔からさめたばかりの陽子さんにも赤ちゃんが見えるようにと、根津はストレッチャーの高さを変えるようスタッフに指示し、さらには「よいしょ、よいしょ」と自ら保育器の位置を見やすいように動かし始めた。

子どもは保育器のなかから、陽子さんたちのほうに顔を向け、偶然にもパチッと目を開けた。

「かわいい……。先生、ありがとう……」

麻酔から醒《さ》めたての、もうろうとした意識の中で、陽子さんは喜びを口にする。陽子さんにとって、この子は初孫になった。

◈あとに続く道

根津も母子の状態を見て安堵した様子だ。

「お母さんと赤ちゃんが元気で、私も本当にうれしい。お引き受けした以上、最後までとに

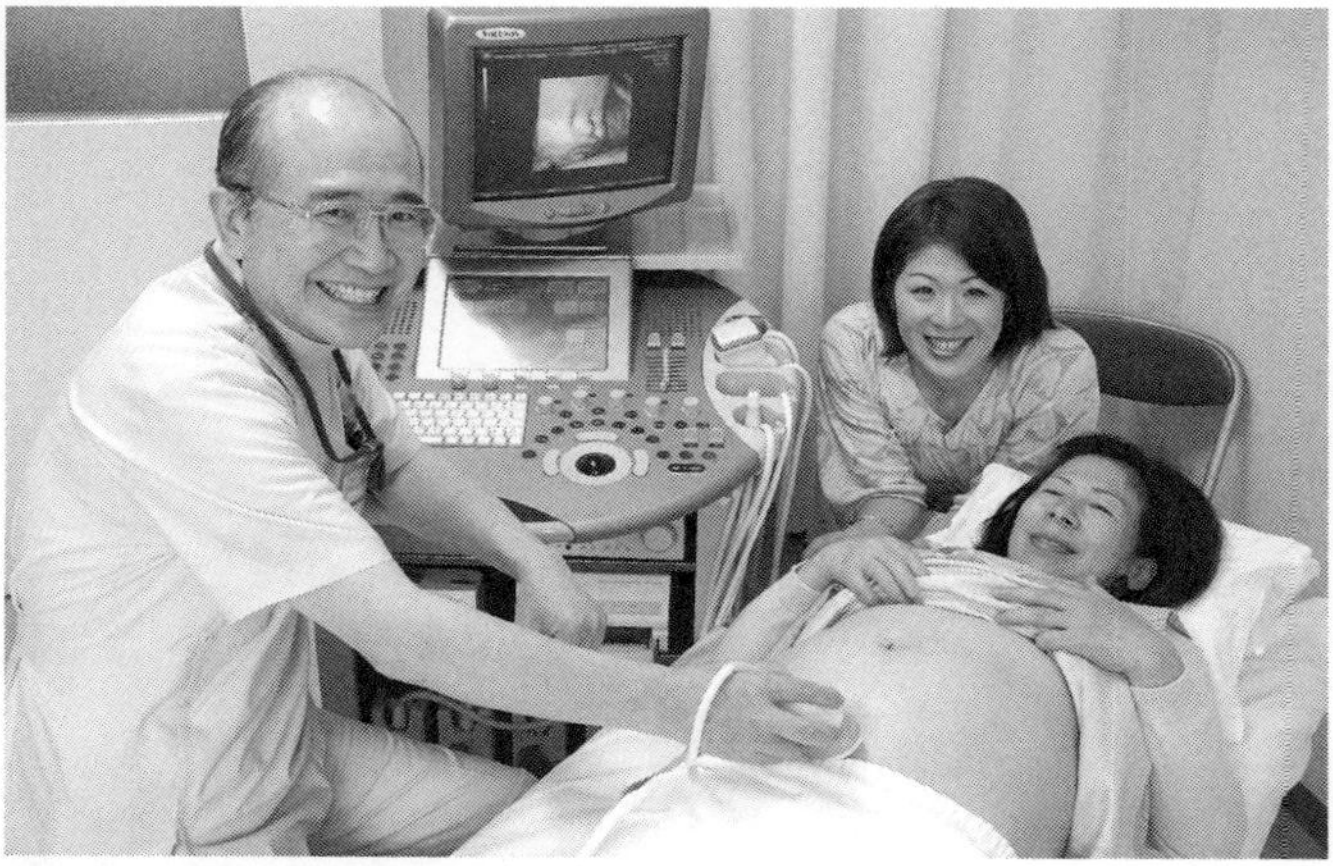

（出産間近）エコーで胎児の発育健診

かく安全に達成しないと、と思ってやってきたので……」

もし何かがあれば、後に続く人たちの道をふさぐことになりかねない。万が一のときどう対処すべきか、常にあらゆるリスクを考えて、緊張と背中合わせで取り組んでいると、根津は話していたことがある。

その日の夕方、さっそく夏美さんは授乳を始めた。

「海斗《かいと》く～ん」と呼びかけながら、子どもの口に胸を近づける。最初は慣れなかったが、濱師長のサポートで、海斗くんはしっかり乳房に吸いついた。

「あ、吸ってる吸ってる」

夏美さんはおっぱいをあげながら、海斗くんの

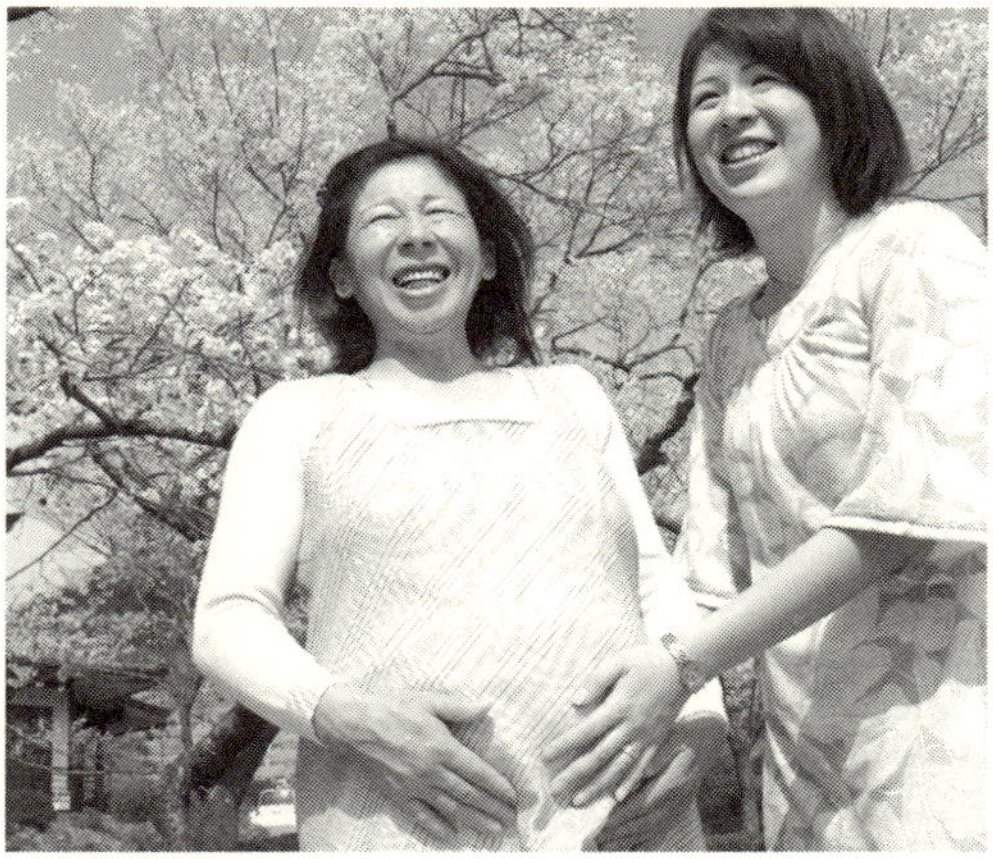

出産まであとひと月のころ

顔を見つめて感激している。

「お前の目はパパと同じだねぇ」

出た母乳の量はわずかだが、子どもはたしかに吸ってくれた。夏美さんもこれから少しずつ慣れて、母親としての実感が増していくだろう。

海外ではなく、日本で代理出産に挑戦できてよかったと、夏美さんと達也さんは言う。

「海外だったら言葉や費用の問題でまずチャレンジできなかっただろうし、信頼してすべてを任せられる根津先生と病院の方々がいたからこそ、ここまで来られた。やはり日本で、そしてたくさんの親しい人たちに囲まれた中で出産を迎えたかった」

夏美さんと陽子さんは、子どもの誕生を心待ちにしてくれていた人たちに、さっそくメールや電話で報告した。夏美さんが勤務していたクリニックの仲間も、とても喜んでくれた。

また、夏美さんをかつて診察し、陽子さんの地元での妊婦検診を引き受けてくれたクリニックの医師は、「夫婦が自分たちの子どもを持ちたいと思うのはまったく自然のこと。ほかに方法がなく、しかも代理母が母親や姉妹であって、商業ベースではないというのであれば、代理出産も認められて当然ではないでしょうか」との言葉を祝福とともに寄せてくれた。

子どもには、代理出産で生まれたこと、そこにはおばあちゃんや根津ら多くの人の並々ならぬ支えがあったことをきちんと伝えていくと、達也さんと夏美さんは決めている。

周りにも、代理出産であったことを、ことさらに隠すつもりはない。達也さんは言う。

「代理出産が五年後一〇年後にいまよりも当たり前のものとなっていたら、子どもも堂々と生きていける。そうした世の中になるためにも、〝別に隠すようなことではない〟と普通にしていきたいし、それでもし、子どもがだれかにいじめられるようなことがあったら、『きみ、ちょっといいかな?』とそのいじめっ子に言える父親でありたいですね(笑)」

「人生にはどんなことがあっても当たり前」が信条の達也さん。だからこそ子どもは、どんなことがあっても負けない子に育てていくと語る。

陽子さんもまた、代理出産について隠すつもりはないし、これまでも隠そうとはしなかった。

診察の待合い室でも、スーパーに行くときもバスに乗るときも、大きくなっていくお腹をまったく隠さなかった。堂々としていると、意外に気にされないものだというのを実感したという。

「隠したら、それがばれないように嘘を重ねないといけなくなるから、かえって自分が辛くて大変。やっぱり堂々としていたいですよね。代理出産にしても隠さなければ普通のことだと思ってもらえるのではないでしょうかね」

いまある幸せに感謝しつつ

諏訪マタを退院した陽子さんは、B県の夏美さんと達也さんの新居で、赤ちゃんとともに一緒に暮らす生活をスタートさせた。

それから二カ月後、陽子さんは早くも美容院でのベビーシッターの仕事に復帰した。B県の夏美さん夫婦宅から週四日、A県の職場に通っている。達也さんや夏美さん、そして美容院のオーナーも「もう少しゆっくりしたら?」と気にかけてくれたのだが、隠居するには早いとの思いがそうさせた。おばあちゃんになったといえども、陽子さんはまだ五三歳である。

夏美さんのほうは、しばらく仕事はせず、育児に専念するつもりだという。毎日、一日があっという間に終わっていくように忙しいが、海斗くんがいるいまの生活に、言いようのない充実感を達也さんと一緒に感じている。

「この子はみんなの力をたくさん借りて、私たちのところに産まれてきてくれた。人のためになれる強くてやさしい子に育つよう、感謝を持って大切に育てていきたいです」(夏美さん)

夏美さんと陽子さんは、代理出産したことを、顔を出して公表することにした。達也さんとも三人で相談した結果で、達也さんもまったくかまわないと快く了解してくれた。

「私たち母娘は、いままでに代理出産に挑戦した人たちのおかげで、諏訪マタにたどりつくことができました。これまでの道をつくってくれた方たちと根津先生に感謝して、いまある幸せに感謝して、後に続く人たちのために今度は私たちができることをしないと」

夏美さんには一時、ふと不安もよぎった。子どもが将来、代理出産で生まれたということでいじめられたりしたらどうしようかと。しかし、いまは迷いがない。

「達ちゃんとも話したんです。だれにだって、子宮を失ったり、子宮のない子を産むことは起こり得るのだから、恥ずかしいことではないよねって。それに、世の中にクリアにされないからこそ理解されない部分もある。事実を少しでも知ってもらうことで、私たちが得た幸せを少しでもおすそ分けできればうれしいし、生まれてきたこの子もむしろ堂々と生きていけることになるって」（夏美さん）

海斗くんが大きくなるころには、代理出産も不妊治療の一つと認められているんじゃないかと、夏美さんたちは信じている。「そういえば、代理出産で生まれたんだっけね」なんて、友だちや周囲と普通に笑って話せる世の中になっていると——。

コラム

……「高齢不妊と代理出産」……

日本でも「少子高齢化」の問題が叫ばれて久しいが、国の有効な対策は特にないまま、政府の予想を上回って少子化が進んでいる。少子化の最大の理由はやはり、若い人たちの生活スタイル、人生観・結婚観の変化に伴う晩婚化であろう。そして晩婚化が進むとともに、不妊に悩み不妊治療を受ける夫婦の数は増えている。いまや7～8組に1組の夫婦が不妊に悩んでいるとも言われ、不妊の原因は男性側女性側ほぼ半々である。

長く周産期医療や不妊治療に関わってきた者として懸念するのは、妊娠において重要な役割を持っている女性が、自分のからだのことを意外なほど知っていないという現実である。一般的には、女性が生涯のうちに妊娠できる期間「妊孕（にんよう）期間」は15～16歳から45歳くらいまでと言われている。しかし加齢とともに子宮や卵巣等の機能は衰え、とりわけ35歳以降は著しく妊孕性が低下する。「子どもが欲しいのなら遅くとも35歳までには妊娠・出産すべき」というのはわれわれ産婦人科医のあいだではごく当然の事でありながら、多くの女性は、生理があるかぎり妊娠・出産できるかのように考えている。

また、高齢のため不妊になり「何としてもわが子がほしい…誰かに『代理出産でも』頼めないか」との問い合わせを受け、思わず絶句することがある。当院では、代理出産はあくまで子宮が生まれつきない、もしくは若くして子宮を失ってしまった女性のための唯一の生殖補助医療であると考えている。そしてその人のために、リスクを承知で代理母となってくれる人や周りの支えがあって、初めて代理出産への挑戦が考えうるのである。代理出産が商業的におこなわれているという国もあり、また子宮があっても代理出産を依頼することもできるという例も聞く。しかし、まず日本においての代理出産がどうあるべきかを考えるとき、何より考慮すべきは、子宮がない、他に方法のない人たちのことだろう。

本当にこの方法を必要としている人たちのためにも、『代理出産』ということを自分たちの都合の良いように解釈し、安易に考えるのではなく、どうしてもこの方法しかない人に、どのようにより良い形で技術と制度が運用されるべきかを、誰の身にも起こる問題として真剣に考えてほしいと日々願っている。（根津）

［第二話］

だれにでも起こりうること なのだから

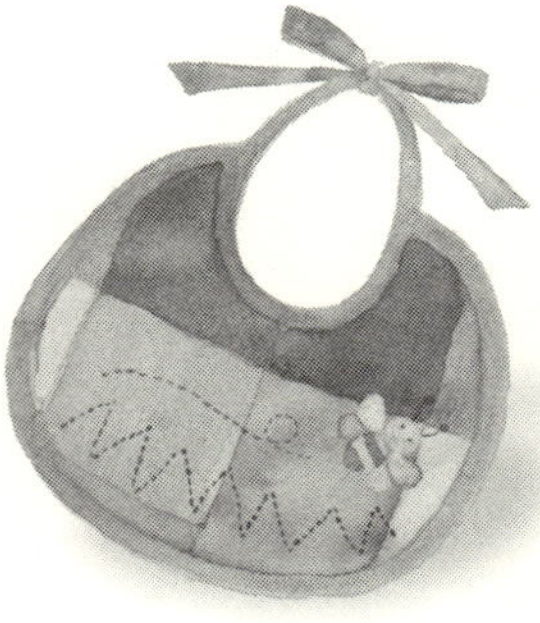

新婚一年目のがん宣告

◈一カ月の猶予

飯島夏美さん・阿部陽子さん親子（第一話）が無事に出産したことをともに喜び、生まれてきた赤ちゃんを見に訪れる母娘がいた。

森本愛さん（三〇歳）、白井まどかさん（五四歳）の母娘。彼女たちもまた、代理出産によりまもなく子どもが誕生する予定だ。

愛さんは四年前に子宮体がん*1により子宮・卵巣・卵管《らんかん》を全摘。その手術前に採取した卵子と夫の精子で受精卵（胚）をつくり、母・まどかさんが代理母となって出産する道を選んだのだ。

母娘は二人とも、年齢よりも見た目がかなり若い。愛さんは短大生のとき、人から「高校生ですか?」と聞かれ、「違います」と答えたら「では中学生ですか?」と聞かれたことがあるほど。ゆっくり言葉を選ぶように話し、清楚で控えめに見えて実は芯がとおっている、そんな感じの女性だ。

母・まどかさんも愛さん同様、穏やかで繊細な雰囲気の女性。ウォーキングが趣味といい、背筋がスッと伸びているからか、一見妊婦とは分からない。五〇歳代には見えませんねと話すと「そんなことありませんよ」と答えてくれる、上品でありながら気さくな人柄だ。

愛さんに子宮体がんが見つかったのは二〇〇五年、二六歳のとき。五歳年上の夫と結婚して一年が経ち、友人が次々ママになり「自分もそろそろ子どもがほしいな」と思い始めていた時期だった。

愛さんは小さいころから、早く結婚して子どもを産むのが夢だった。

「参観日のとき、周りから『若いお母さんでいいね』と言われてうれしかったので、自分もそういわれるお母さんになりたいと思って」(愛さん)

だが、初潮《しょちょう》のときから生理不順で、二三歳のときに大出血を起こしたこともある。そのとき診《み》てもらった際は問題はなかったのだが、どうもここ一カ月、不正出血《ふせいしゅっけつ》が続いて強い腹痛も覚える。一度やはり診てもらおうと、地元の産婦人科クリニックを訪れた。

そのときの様子を、クリニックの医師はこう振り返る。

「最初の超音波検査で、子宮内膜が肥厚《ひこう》しているためホルモン異常が原因かと疑われたのですが、ホルモン治療にても出血が止まらない。子宮内膜の悪性を考え、あらためて検査したところ、すぐにがん細胞が見つかって子宮体がんと分かりました」

医師は、愛さんにその日のうちに大きな病院に行くよう紹介した。

「ご夫婦はまだ結婚したばかり。今後の治療と予後も考えると、生活は大変になると心配しました」（クリニック医師）

クリニック医師から直接子宮体がんと告げられた愛さんは、すぐに近隣の市に住むまどかさんに電話を入れた。紹介状を持って、その日のうちに二人は病院へと急いだ。あまりにも突然のことに愛さんとまどかさんは、この先どのようなことになるのか想像すらできずにいた。

＊1　子宮体がん［本文 p109］

子宮体がんは、子宮体部（妊娠するところ）の子宮内膜から発生する。最も多く見られる症状は出血である。従来は閉経近くか閉経後の女性によく見られるとされていたが、近年、年齢に関係なく増加傾向にある。外科療法が一般的とされ、その他に放射線療法、化学療法、ホルモン療法がある。子宮体がんの 5 年生存率は約 80％と比較的予後が良好であるが、その理由は、不正性器出血等の初期症状により早期発見がなされているという事実がある。

だが、病院はその日、担当医師が不在だったため、愛さんはとりあえずその日できる検査だけを実施。翌週再び、愛さんと夫、まどかさんの三人で病院を訪れて残りの検査を受けた。

そこでの結果も、やはり子宮体がんだった。子宮体部におよそ六×三センチの腫瘍ができており、腫瘍が一部子宮の壁に入り込んでいる「筋層侵潤《きんそうしんじゅん》」も認められる。腫瘍マーカーの値も基準値を超え、腹水《ふくすい》も溜《た》まっていることから、かなり進行した子宮体がんだと告げられた。

子宮体がんは、通常四〇歳以上の女性がかかると言われ、二〇歳代の愛さんが子宮体がんになる確率は非常に低い。しかし、愛さんのはまぎれもなくそれだった。

がんを告げられ、愛さんの夫が突然泣き崩れた。診察室の空気が一瞬にして凍りつく。愛さんとまどかさんは、現実を静かに受けとめた。

がんがほかに転移していないかなどをより詳しく調べるため、愛さんはすぐに検査入院。加えて近県でのPET検査の結果、がんは子宮内だけだと分かった。

しかし、子宮体がんの主な原因は女性ホルモンに起因するものとされており、子宮とともに卵巣も摘出する必要がある。それをせずにホルモン治療で済ませられるのは、筋層侵潤がないなどのケースだが、愛さんの場合は筋層侵潤があるので残念ながらホルモン治療の適応《てきおう》にならない。やはり〈子宮・卵巣・卵管〉の全摘が必要であった。

病院の医師は、まだ子どもがいない愛さん夫婦を気遣い、できれば子宮や卵巣を残してあげたかった。しかし、それはできない。

「私もとても悩みました。せめて、なんとかお二人に子どもがもてる可能性を残してあげられないだろうかと、いろいろ方法を模索してみました」（病院の医師）

そして、将来子どもがもてる可能性として二つの方法が考えられることを愛さんに伝えた。

一つは、卵巣を冷凍保存[*2]すること。ただ、この方法はまだ技術的に確立されたものではなく、成功率が極めて低い。

もう一つは、卵巣摘出の前に卵子を採取し、夫の精子と体外受精させて受精卵（胚）を凍結

＊２　卵巣の冷凍保存
卵巣凍結とは、がんなどの治療前に卵巣の一部を凍結しておき、治療後移植するもので、2004年9月にベルギーチームによって世界で初めての妊娠・出産例が報告されている。わが国でも2007年7月、慶応大学の産婦人科チームが、同大学の倫理委員会の承認のもと、乳がんや白血病などがん患者を対象に卵巣の凍結保存研究に取り組むことを発表した。これまでも卵子の凍結の研究や、諏訪マタニティークリニックの「卵子セルフバンク」のような試みは一部でおこなわれていたが、卵子の採取には排卵のタイミングをつくらなければならないため1週間以上かかった。ところが、卵巣の採取はただちにおこなえ、一度に1万個程度の原始卵胞を保存できるという。しかし現実には、卵巣凍結の成功率はいまだ低く、リスクも多いなど課題も少なくない。それは、出産に成功した例は世界でも5例に満たないという数字からもうかがえる。

保存しておき、がんの再発の可能性がなくなった時点で代理出産をおこなう方法だ。

「当時はすでに日本における代理出産の是非が議論されていたので、いずれ特定の人には代理出産は認められるようになっているだろうと考えていました」（病院の医師）

ただし後者は、排卵誘発剤を使って排卵させるため、子宮体がんの治療はその分先延ばしされることとなる。もし先延ばしできるとしても猶予は一カ月のみ。一刻も早く子宮体がんの治療をすべきか、それとも治療は遅れるが受精卵確保をまずおこなうか、愛さんは選択を迫られることになる。

入院中のある朝、医師が愛さんのベッドを回診に訪れ、本意を確認した。

「お子さんがほしいですか?」

あぁ、自分はこういうことを聞かれる体になったのか……そう思うと、愛さんの目から初めて涙があふれてきた。

「はい、ほしいです……」

◈夫婦の選択と医師の応援

後日、愛さんと両親、夫とその父が医師のもとに呼ばれ、愛さんの現在のがんの状況のほか、不妊治療（受精卵確保）をしてからがん治療に入る方法と、すぐにがん治療に入る方法があることについて説明を受けた。

一通り話を聞いて、家族は一瞬、押し黙った。

愛さんの夫は結婚当初から子どもをほしがっていたし、愛さんの気持ちも同じだった。

「不妊治療を先に……」

夫がそう切り出すと、

「お前、ちょっと来い」

夫の父が突然、部屋の外に夫を連れ出す。

「何を考えているんだ。愛さんが手遅れになって死んだらどうする気だ？」

夫の父、そして愛さんの父は、すぐにがん治療を始めるべきだと主張した。

「一番大事なのは愛さんの命だ」

「子どもがいない夫婦もいっぱいいる……」「……」

一方、愛さんの母・まどかさんは中立の立場だった。子どもを持ちたいという娘夫婦の気持ちは痛いほど分かる。それに、

「先生が一カ月に限りと提示しているということは、逆に考えれば一カ月はチャレンジしても

大丈夫ということなのかもしれない」とも思った。

愛さんの父は、まどかさんに対し「お前が愛を説得して、不妊治療をあきらめさせろ」と言った。でも、愛さんは一見おとなしそうだが、小さいときからやると決めたら意思を曲げない子。止めても聞かないとまどかさんは分かっていた。

病院から帰ってくると、親戚もまた、すぐにがん治療を始めるべきだと強く勧めた。「手遅れになり取り返しがつかなくなったらどうするのか」「実際そうなった例もあるのを知っている」「病院のモルモットにされているんじゃないのか」など。

みな心配して言ってくれているのだが、あまりのプレッシャーに、意思の固い愛さんでもさすがに気持ちがぐらつきそうになった。

愛さんは離婚も一時考えた。夫とは知人からの紹介を通じて知り合い、恋愛を経て結婚したが、夫の理想は「子どもは三人ほしい。二人は男の子で一人は女の子」。夫の実家は会社を経営し、その跡取りも必要だろうから、自分がもし子どもを産めないとなると離婚もやむをえないのでは……と。

しかし、そんなことを考えていた矢先、察したかのように夫の父が「何も心配しなくていいんだよ。あんたはもう、うちの人間なんだから」と言ってくれた。愛さんの心は少し救われた。

心配してくれる気持ちは理解できる。けれども愛さんと夫は、受精卵を確保してからがん治療に進む道を選択した。

「私はやっぱり、夫との子どもがほしい。受精卵があれば、これからの手術やがん治療にも前向きになれると思います」

その言葉を聞き、医師も愛さんの選択を応援していくことに決めた。ただし、不妊治療に取り組めるのは一カ月間だけという条件で。

二年待っての挑戦

◈受精卵確保、そして子宮全摘へ

すぐに採卵のための治療は始まった。家から毎日通院して治療してもよかったのだが、がんのこともあるし治療に専念したいからと、愛さんは入院することを選んだ。

入院した部屋は、がん治療中の女性患者と相部屋で、みな抗がん剤で髪が抜け落ちバンダナや帽子をして過ごしていた。八〇歳代から一〇歳代の女の子までが、がんと闘っている。

愛さんと同じ病気で同室の五〇歳代の女性が、治療がどういうものかを教えてくれた。治療はつらいはずなのに、みんなは愛さんに明るく接してくれる。それに比べれば、自分の今の治療なんかつらくない、これくらい、がんばらないと……。

そう思う反面、「この後、自分にも同じ治療が待っているんだ」という怖さもよぎった。

不妊治療に与えられた期間が一カ月ということは、採卵のチャンスは一回のみ。場合によっては一個も採卵できないこともあると聞いていたため、もし採れなかったらどうしようという不安もあった。

しかし、結果として七個が採卵でき、これを夫の精子と体外受精させたところ、うち四個が移植のための受精卵となった。

医師は愛さんに受精卵が写っている写真を手渡して、受精した四個を指差しながら教えてくれた。

自分と夫の希望が託された命。愛さんは写真を手にじっと見入った。

次はすみやかにがん治療に移らねばならない。受精卵が確保できた四日後、愛さんの〈子宮・卵巣・卵管〉の全摘手術がおこなわれた。

手術後の抗がん剤治療に備え、手術前に愛さんは長かった髪を短く切るとともに、バンダナや帽子を購入し、行きつけの美容院でかつらも選んでいた。周りのがん患者たちの様子をこの目で見てきたがゆえに、万全の準備と覚悟をもって臨むことにしたのだ。

しかし、手術の結果、幸運にも抗がん剤治療は必要がないと判断された。かつらもバンダナも、うれしい誤算になった。

ある日の回診の際、医師は愛さんのベッドサイドのテーブルに、ある物が置かれているのを

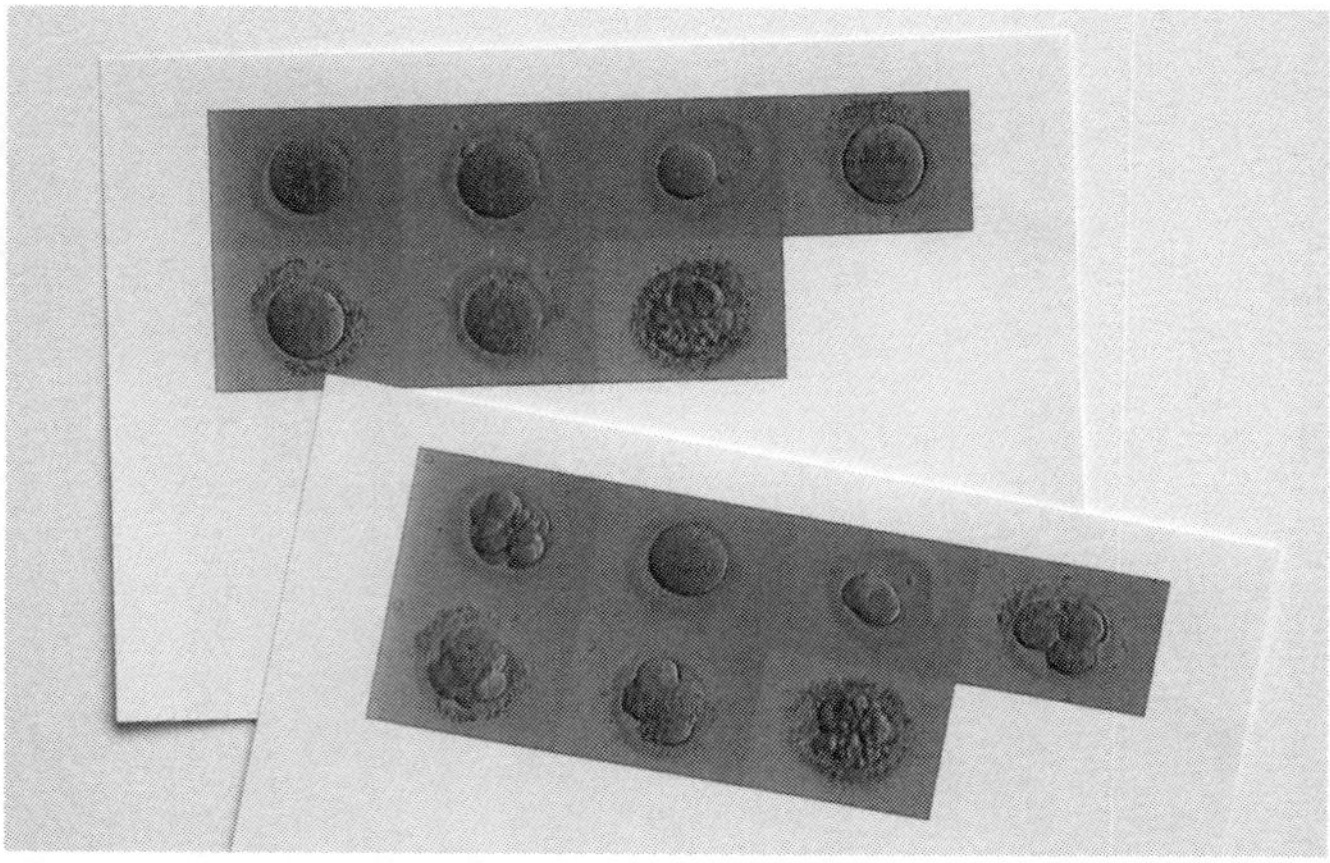

受精卵の顕微鏡写真

見つけて思わず胸を突かれた。受精卵の写真だ。

「きっと愛さんは受精卵を励みに、治療のつらさに耐えているのだろう」

検査入院から始まり、採卵のための入院、がん治療のための入院に至るまで、愛さんの入院期間は合計二カ月にもなろうとしていた。

抗がん剤治療が不要となったことには安堵していた愛さんだが、その後、腸閉塞《ちょうへいそく》になり、それが彼女を苦しめることとなる。五日ほど食べられない状態が続き、それでも薬をたくさん飲まなければいけないのは、正直苦痛だった。

そんなときは、受精卵の写真を手に、心の中で「がんばるよ」と未来の赤ちゃんに話しかけ、薬をゴクリと飲みこんだ。

◈着々と進む準備

二カ月間の入院中、夫は毎日欠かさず、仕事の後に会いに来てくれた。車で一時間かけて来て、三〇分だけ一緒にいて帰っていくが、それだけでも愛さんは十分励まされた。

赤ちゃんが産めなくなる、そのことはとてもショックだったが、愛さんは、「夫と結婚して赤ちゃんがほしいと病院に行ったから、がんも早く見つかって命が助かった」と自分の状況に感謝していた。

入院中は母・まどかさんもまた、病院まで約五〇分の道のりを運転して、やはり一日も欠かさず見舞ってくれた。これも愛さんには心強かった。

この時期、まどかさんが必ず心がけていたことがある。それは、愛さんの前では絶対に涙を見せないということ。

どうしても涙が出そうなときは、車の中でいったん泣いてから病室に向かい、また帰りの車の中で泣いた。

「でも、娘が涙を流しているところを、私は見た記憶がほとんどありません。きっと私を心配させまいと、人知れず涙していたのではないでしょうか」（まどかさん）

手術から二〇日後、愛さんは退院の日を迎えた。医師は、「しばらくは再発の危険性があるので、子どもを持つことは二年間は考えないでくださいね」と述べた。

再発への恐れや心配は、愛さん自身はあまり感じていなかった。手術の後、抗がん剤が不要だったこと、その後の定期健診でも異常が見られなかったことから、「たぶん大丈夫だろう。万が一再発したら、そのときはそのときでまた考えよう」と思っていた。

愛さんは、二年間を子宮体がんと代理出産に関する情報・資料を集める期間とし、二年経ったらすぐに代理出産に取り組める態勢でいようと着々と準備を進めていった。

周囲もそんな愛さんを支え協力した。夫は子宮がんに関する情報を集めてくれ、母・まどかさんは、向井亜紀さんの本や少しでも役に立ちそうな本を何冊も買ってきてくれた。

その間、大切な四個の受精卵は、病院での一年間の凍結保存を経て、最初に愛さんのがんを見つけてくれたクリニックにその保存が引継がれた。

これまでもクリニックと病院との間では、愛さんに関して連携がなされており、術後の経過や本人の希望で受精卵を凍結保存したということもお互いに確認していた。赤ちゃんの卵は、愛さんの体内から病院へ、そしてクリニックへと移動しながら時をじっと待つこととなる。

◈命がけの仕事

待ちに待った二年が経つと、愛さんはすぐに行動に出た。まず、海外での代理出産を仲介してくれる団体に連絡をとった。

しかし、団体から来た返事は、「残念ながら期待に添えない」というものだった。

当時その団体では、健康チェックや卵子・精子の採取という最初の段階からかかわることを原則としており、すでに受精卵の状態にまでなっている愛さん夫婦のようなケースについては責任がもてないということだった。

同業の他団体にも問い合わせようと思ったが、どうやら結果は同じらしいとの話も耳に入り、結局海外行きは難しいと判断した。それにやはり、海外となると費用や、言葉の問題もあり、また家族と離れての治療にもなる。

「日本でも長野県でやっているところがある」という話は聞いていた。でも、詳しいことは分からなかったし、国内ではまだ代理出産が認められていないと思っていたため、リサーチは海外しかしていなかった。

二〇〇八年二月、テレビのニュース番組で、長野の諏訪マタで代理出産がおこなわれたと報じられ、代理母となった実母ら当事者の記者会見の様子が流れていた。第三話の辻さん・田辺さん母娘の会見だった。可能性にかけ、すぐにいろいろと諏訪マタの代理出産について調べた。

二〇〇八年三月、諏訪マタで治療を受けたいと、愛さんは思い切って病院に電話をした。そこで初めて、諏訪マタで現在おこなっている代理出産は、実母が代理母となるケースのみだと知る。

諏訪マタが初めて代理出産実施を公表したのは二〇〇一年だが、二〇〇三年からは、代理母となる女性を依頼母の実母と限っていた。

というのも、当初おこなっていた兄弟姉妹間での代理出産の場合、いくら身内でも妊娠中は体も生活も拘束されるとなると「お腹の子への責任が重く、旅行に行くのも夫婦関係を持つのもためらわれる」「公に認められていないため、奇異な目で見られるのが困るし、大きくなるお腹の理由を近所に言えない」「幼い自分の子どもに、代理出産のことをどう説明してわかってもらうか悩む」などのさまざまなストレスが考えられたためだ。

実母が代理母の場合だと、代理母の夫は依頼母の父であり、また代理母の子どもは依頼母の兄弟姉妹にあたり成人していることが多いため、こうした問題が最も起こりにくい。双方の家族が一丸となって、新しい命をあたたかく育んでいくことができると考えられる。そこで、代理出産が公に認められ、国によるサポート体制が整うまではと、実母による代理出産に限定している。

実母となると、頼るべきは母・まどかさんのみとなる。しかし、まどかさんは当時ひどい更年期障害に苦しんでいた。動悸《どうき》や倦怠感《けんたいかん》、気分の沈みや不眠症状などがあり、病院から漢方薬をはじめ多くの薬を処方してもらっている。

実母しか代理母になれないとなると、愛さんはまどかさんの体を考え、とても代理出産は無理だろうと思った。

だが、実母しか代理母になれないと知ったまどかさんは、娘に赤ちゃんを産んであげられるのは自分しかいない、自分が代理母になると決意した。

一方、まどかさんの夫は大反対した。

「お前の体に、もしものことがあったらどうするんだ?」

いつもは反論などしないまどかさんも、今回ばかりは引かなかった。

「あなただって、いままで会社で命がけで仕事をしてきたでしょう? それと同じように、私だって人生一度ぐらい、命がけでやることがあったっていいじゃない?」

「たしかに俺は命がけで仕事をしてきたが、本当の命までかけてきたわけではない。命あっての命がけだろう」

議論はずっと平行線のままだった。

「私しかいないのよ。もう受精卵だってある。あの受精卵はどうなるの？　あの子たちの赤ちゃんのたまごはなかったことにするの？　私は自分の命をかけてもいいと、本当にそう思っているの」

「そうはいっても、そもそも自分のいまの健康状態を考えてみろよ」

一方、愛さんの弟は、「お母さんが後悔しないようにするのが一番だよ」とまどかさんの意思を尊重してくれていた。

◈絶対に！　諏訪マタへ行く

夫の許しはないままではあったが、とにかく、まず母娘は諏訪マタに相談してみることにした。二〇〇八年三月一六日、愛さんが諏訪マタにメールを送り、子宮を摘出した自分のこと、受精卵があること、家族の状況、母の更年期障害と飲んでいる薬の種類すべてを説明。その上で、子どもがほしいという思いを訴えた。

後日、根津から返事が来た。内容は、

「母上の健康状態を考え、無理して実施することはできません。健康になられたときにまた改めて考えましょう」

どこかで分かってはいたものの、愛さんとまどかさんは落胆した。

しかし、これを機にまどかさんは一念発起し、それまで飲んでいた薬の服用をこの日で一切やめ、更年期障害を克服するために体力づくりを始めた。

「きっといま代理出産に対して本気かどうかが試されているんだとも思いました」

しかし、ヨガなどいろいろ試してみたが、どうしてもすぐに疲れてしまい、ことごとく挫折。唯一できそうだったのが、夫が勧めてくれたウォーキングだった。

初日は五分歩いただけで息が上がり、「もうだめ、もう無理」と、夫に弱音を吐いた。しかし、それでも次の日も次の日も外に出て、歩いた。少しずつだが次第に長い距離を歩けるようになり、まどかさんの体力と精神力は徐々に向上。一カ月後には見違えるほどに体調も回復し、その後も毎日ウォーキングを続けた。

愛さんも、定期的にがんの再発がないか、その後も病院で診察を受けていた。自分たちがあきらめたらそこですべては終わる。だからこそ愛さんも、まどかさんもこの先たとえ何が起ころうとも絶対に諦める気はなかった。

二〇〇八年四月一六日、テレビのニュース番組を見ていると、再び諏訪マタの根津が記者会見を開いていた。

「代理出産は原則禁止」とする日本学術会議の報告書に対して根津が反論し、これから代理出産を希望している母娘が当事者としての気持ちを訴える。この二人が、第一話の飯島夏美さん・阿部陽子さん母娘である。

この記者会見を見て、愛さん・まどかさんは代理出産への決意をあらためて強くした。

そして、それからしばらくたったゴールデンウィーク。まどかさんは夫に、車で長野にドライブに行くことを提案した。

夫の運転で、善光寺や小布施など長野の名所を楽しんだ後、まどかさんは、

「ついでに諏訪も行ってみない?」

と提案した。

夫はピンときた。

「だめ」

しぶる夫をしつこくくどき、やっと諏訪のインターチェンジに到着。そこからさらにせがんで、とうとう諏訪マタの建物の前にやってきた。

「ここがそうなのね……」

車内から感慨深く建物を見上げていると、

「もう行くぞ」

夫は車を発進させた。

わずかな時間だったが、まどかさんの諏訪マタ視察計画は成功した。「きっと代理出産をする」と、まどかさんは静かに自分の心に刻んだ。

受精卵の大移動

◈ウォーキングの成果

この頃にはすでに、まどかさんの体調はすっかりよくなっていた。体力づくりにと始めたウォーキングにすっかりはまり、いまや毎日三〇～五〇分歩くことが日課。外のいろいろな景色を見ながら歩くのも、いい気分転換になる。正しい歩き方や姿勢もしっかり身に付け、いまでは姿勢の悪い歩き方の人を見かけると、「直してあげたい」とまで思ってしまうほどだ。

まどかさんのがんばりに愛さんも感謝して、誕生日にはウォーキングシューズを一緒に買いに行きプレゼントした。

四月二一日、まどかさんは地元の病院に人間ドックを受けに行き、子宮がん検診、乳がん検診を受けていた。

結果は全体的に良好だったが、一部だけ精密検査が必要な点があると医師は言う。

まどかさんは少し心配になり、思い切って「あの……代理出産を考えているんですが……」と聞いてみた。

医師は少し驚いたようだが、

「そういう方がいるとは聞いていましたが、こんな近くにもおられたんですね。そういうことでしたら、もっと詳しく調べてみましょう」

と好意的に対応してくれた。

精密検査の結果は問題なかった。医師は、

「診断書や紹介状も必要でしたら、書きますよ」とも言ってくれた。

このときの医師の対応は、まどかさんを大いに勇気づけた。

また、愛さんが手術をした病院の医師も、母娘がチャレンジしようとしていることを心から応援してくれていた。

「私にも子どもはいますから、お気持ちは分かります。高齢出産はリスクが高いので、私がサポートします」

クリニックの医師にしてもそうだ。後に諏訪マタに紹介状を書いて、母娘を送り出してくれた。

代理出産に対する是非が議論の途にあり、根津に対するバッシングも強い現状下で、こうしたサポートをおこなうというのは、医師たちにとっては非常に勇気のいることのはず。にもかかわらず、患者第一で行動する医師たちがこうして身近にいたことが、この母娘を支え、代理出産へと導く大きな原動力になったのはいうまでもない。

間もなくして、偶然にも愛さんらの地元に根津が公用でやって来るとの情報が入った。愛さんは根津に、「母と一緒に会いにいってもよろしいでしょうか」とメールを送り、初めての面会が実現することになった。

まどかさんは、直筆で根津に手紙を書いて当日持参することにした。娘・愛さんの体のこと、自分はここ二年ほどひどい更年期障害だったがウォーキングでいまは元気であり、人間ドックの結果も問題なかったこと、どうしても娘をお母さんにしてあげたいことを手紙にしたためて。

緊張しながら約束の場所に向かうと、根津は笑顔で愛さんらを迎え、出会いを喜んでくれた。初めて会ったような気がしない。力強い温かい笑顔に、すぐに「この人しかいない」「お任せできる先生だ」と母娘は思ったという。

根津はまどかさんの書いた手紙にもさっそく目を通してくれた。

「ご事情はわかりました。一度、ご主人と一緒に当院にお越しください。面談をしましょう。お子さんを抱かせてあげられるよう、できるかぎり全力でサポートします」

根津の力強い言葉に、母娘は感激した。

それから間もなくの二〇〇八年六月、愛さん夫婦とまどかさん夫婦は諏訪マタを訪れた。まどかさんにとっては、今度こそ諏訪マタのなかに入ることができた訪問である。

根津や、こうのとり相談室の渡辺カウンセラーと会い、双方の意思の確認、代理出産に当たって諏訪マタが設けているガイドラインの説明、家族として必要な心得などの説明を受ける。

愛さんは、受精卵の写真を根津に見せた。

「う～ん」

根津は難しそうな顔で写真に見入っている。どうも受精卵のグレードがあまりよくないらしい。「グレードが良いからといって必ず妊娠するというわけでもない。実際にやってみないと本当の結果はだれにも分からないんですよ」の言葉に、二人は「とにかく希望を持って臨もう！」と思った。

◈胚移植に向けた準備

代理出産をするに当たって、まずしなければならなかったのは、地元のクリニックで保管してもらっている四個の受精卵を諏訪マタに運ぶことだ。

液体窒素で凍結保存する、特別なケースに入れて運ぶことが必要となる。

そこで、諏訪マタが所有するケースを借り受けて地元クリニックまで車で運び、受精卵をそこに移し入れたうえで、また諏訪マタに戻ってくるという作業をおこなうこととなった。

思い起こせば、受精卵が移動するのは今回が初めてではない。採取した病院からクリニックに移す際もおこなわれた。

しかし今回は移動距離が違う。仮に、クリニックから諏訪マタまで車で最速で走って片道五時間だとしよう。それを二往復しなければいけないので、延べ二〇時間も運転することになる。

七月、愛さん夫婦は車で諏訪マタにケースを取りにきた。それをクリニックまで運び、受精卵を移し入れる。

「大事な受精卵。何としても無事に諏訪まで持っていかないと」

四個の受精卵は、病院で凍結保存された時点から二個ずつに分けて保存されていた。これを移植することになるわけだが、その前にしなければいけないのが、閉経したまどかさんの体を妊娠できる状態に持っていくことだ。

さっそくホルモン剤の貼り薬（エストロゲンパッチ）をお腹に貼り始め、その後、黄体ホルモンを内服し生理が起きるのを待つ。生理の再来を確認した後、再度貼り薬をして、内膜の準備をし、二個の受精卵を移植した。

二週間後、妊娠しているかどうかの血液検査による判定がおこなわれた。家族は緊張した面持ちで結果を待った。

しかし判定は、残念ながら陰性、つまり妊娠にはいたらなかった。

愛さん夫婦もまどかさんも、そして双方の家族もひどく落胆した。

受精卵は残り二個あるが、二個一緒に凍結してあるので、子宮に戻す機会はあと一回しかない。これで不成功なら、代理出産への挑戦はそこですべて終了となる。

判定の後、二人はそのまま相談室へ行った。

「今回は駄目でした。残念……」

そう、か細い声で言葉を発したのはまどかさんだった。

カウンセラーの渡辺は静かに「うん、うん。残念だったね」と言った。

涙こそ見せなかったものの、今回妊娠しなかった理由となるものを探るかのように、受精卵のグレードと妊娠率のこと、移植後の体調管理に問題はなかったかなどについて、まどかさんは次々と質問をした。そして次回の治療の日程的な話をし終わったところで、ふっと息をつき、

「もう、どうしたってあと一回しかチャンスがないから。何をしてでも頑張らなきゃ」

まどかさんの必死の想いを感じ、渡辺も胸が押しつぶされそうになった。

あと一度きりのチャンスに、家族も覚悟を決めた。

「こうなったら、できることは何でもしよう」

千羽鶴がコウノトリに

◈一生の運を注ぎ込む想いで

一回目の妊娠不成立からときをあけずに、残された最後の受精卵二個を子宮に移植することにした。

前回は、当日の早朝に家を出て移植をおこなったが、今回は、前日に病院併設のホテルに一泊し、体を休めた上で最後となる移植に挑むことにした。

現実に自分たちが考え得る努力はこうしたことぐらいで、あとはもう神頼みに近い世界。「できることは何でもする」と決めた家族は、本当に何でもしてみることにした。

まずは千羽鶴を折ること。今、愛さんの元には四〇〇〇羽の折鶴がある。愛さんが子宮体がんになったときに、まどかさんの妹一家が全員で一〇〇〇羽、まどかさんの友人家族が一〇〇〇羽折ってくれたものだ。そして、入院して不妊治療中の一カ月間、愛さんの両親ががんの治療と受精卵ができることを願って、一〇〇〇羽折った。たくさんの人たちの思いが通じてか、愛さんは無事にがんを克服し、受精卵を残すことができた。今度は妊娠・出産の無事を祈り、母娘は千羽鶴を折ることにした。今回の千羽鶴は水色、ピンク、白の三色で折った。

「水色、ピンクは赤ちゃんのため、白は私のために」とまどかさん。

こうして鶴は全部で四〇〇〇羽にもなった。

しかし、これはまだまだ序の口。

携帯電話の待ち受け画面も千羽鶴の写真にした。子宮を冷やさないのが良いと聞けば、腹巻きもした。もらった数個のお守りはバッグにつけた。

また、諏訪マタの子宝草《こだからそう》の苗をもらってきて、自宅で育てたりもした。

子宝草とは、葉っぱにたくさんの子株ができる植物で、その形状から子宝のご利益があるといわれている。もともとは諏訪マタの患者さんが株分けする形で相談室に持ってきて、それが病院内で育てられ繁殖し、いつの間にか通院する患者さんが妊娠を願って苗を持ち帰り育てるようになった。

他には、仏壇に毎日手を合わせることとお墓参り。

「いままでは年に一度しかしてこなかったのに、ご先祖様もびっくりしたと思います（笑）」

（まどかさん）

先祖のお墓だけでなく、毎日のウォーキングの途中で墓地を見つけると、それにまで手を合わせた。

「お墓参りというより、これではお墓めぐりかもしれませんね」と、苦笑する。

そして、赤いパンツをはくと〈縁起が良い〉〈着床しやすい〉と聞けば、すぐに母娘で赤いパンツを買ってきた。

かくして、残された最後の受精卵二個が子宮に戻された。

二週間後、妊娠しているかどうかを検査する日が再びやってきた。今度こそはどうだろうか。息をのんで答えを待つと……

結果は陽性、つまり妊娠だ。

「おめでとうございます」

「やったー！」

家族全員が根津やスタッフと一緒に飛び上がらんばかりに喜んだ。

でも、まだまだ安心はできない。子宮に着床しているか、心拍は確認できるか、越えねばならないハードルはこれから一週一週と続くのだ。すぐに気を引き締めなおした。

移植した二個の受精卵のうち、子宮に着床したのは一個（一胎）だった。これがもし二胎だった場合――これまでにそうした事例はない――は一胎に減らす手術が必要となる。根津はこう説明する。

「高齢妊娠の場合、二人を産むのは大変危険です。このまま二胎妊娠し続けた場合は、母体と胎児の安全のためどちらかを減胎しなければいけない。その場合、どの胎児を〈残す〉〈残さない〉という選択はできません」

家族は、たった一つの命に希望を託していくことになる。

◈相談室でのひととき

妊娠したのは大きな喜びだが、この先まどかさんは、ひどいつわりに悩まされるようになった。体重も三～四キロ減った。

考えてみれば、愛さんとその弟を産んだときも、つわりに苦しみ、そのときも体重が減った。今回も多分同じだろうと代理出産に臨んだはずではあるが、やっぱりつらい。

そんな二〇〇八年一一月のある日、まどかさんは大量の出血をした。

突然のことに気が動転して近くに住む夫の姉に電話すると、愛さんがかかったクリニックにとにかく助けを求めようということになった。

クリニックに駆け込むと、休診日であったにもかかわらず快く対応してもらえた。

「切迫流産ですが大丈夫、危険な状態ではありません。安静にしていれば軽快するでしょう」

医師の言葉にホッとした。

日ごろ、まどかさんたちはクリニックの医師に経過を話したりもしていたし、医師もまた、まどかさんたちを気にかけていたという。

「お二人とも来られるたびに明るい顔になっている印象で、〝根津先生方のサポートがうまくいって経過も順調なんだな〟と思っていました。でも、遠方にありますからね。何かあればすぐに相談にのって、高齢のための合併症《がっぺいしょう》*3にも気をつけて差し上げようと思っていました」（クリニック医師）

今回の切迫流産で医師は、「とりあえずは大丈夫ですが、早めに根津先生のところへ行ってみたほうがいいですよ」と勧めてくれた。

このときのやりとりを後日知った根津は、こう語る。

「地元で、もともと彼女らがかかっていたドクターが温かくサポートしてくれたことにとても感謝しました。やはり何かあった際にとにかく飛び込んで診断、処置をしてもらえる場所が近くにあることは患者さんにとって、とても大きな安心につながります。私の本心としては、すぐに諏訪マタに駆け込んでこられる場所に妊婦さんはずっといてほしいのですが、そうもいきませんから」

他の医師との連携は、患者にとっても、また根津にとっても心強い。

この頃になると、愛さんの父、つまりまどかさんの夫は、かなり協力的になり、むしろ初孫に対する期待を高めていた。

「あれほど反対していたのに、今では階段を歩く時は『転ばないように気をつけて』とか、くしゃみをしただけで『我慢しろ、お腹の子に何かあったらどうする』というほどに変わりました（笑）」（まどかさん）

そうそう、と愛さんもうなずく。

「私たち夫婦に『お前たち、絶対に死ぬなよ』とも言うしね」（愛さん）

あるとき父は愛さんに、「優しいお母さんでよかったね」と口にした。

本当にそのとおりだと愛さんは思っている。

「母は常に自分のことよりも家族のことを第一に考える人です」と愛さんは、感謝しながらこれまでを振り返る。

そして今回もまた母は、娘のために命がけで行動してくれたのだ。

諏訪マタでは、代理出産の母娘は出産二～三カ月前から同病院の付属施設で滞在を始め、母子の健康を毎日チェックしながら出産までを過ごすことになっている。まどかさんと愛さんも出産三カ月前から一緒に諏訪マタ付属の滞在施設で暮らし始めた。

「諏訪に来てからは、毎日母子チェックをしてもらえるし、病院の近くにいることで、何か

＊3　高齢のための合併症妊娠［本文p141］
妊娠・出産時期の高齢化や食生活の欧米化により、近年、様々な妊娠合併症が増えている。妊娠糖尿病、妊娠高血圧症などはその一例である。とくに高齢出産の場合は、年齢的なものによる生活習慣病のリスクもあり、合併症妊娠（基礎疾患を持つ妊娠）も多くなる。ほとんどが無事に妊娠経過するものの、重症化すると母体の危険だけでなく、胎児に対しても重篤な影響を及ぼすことにもなる。

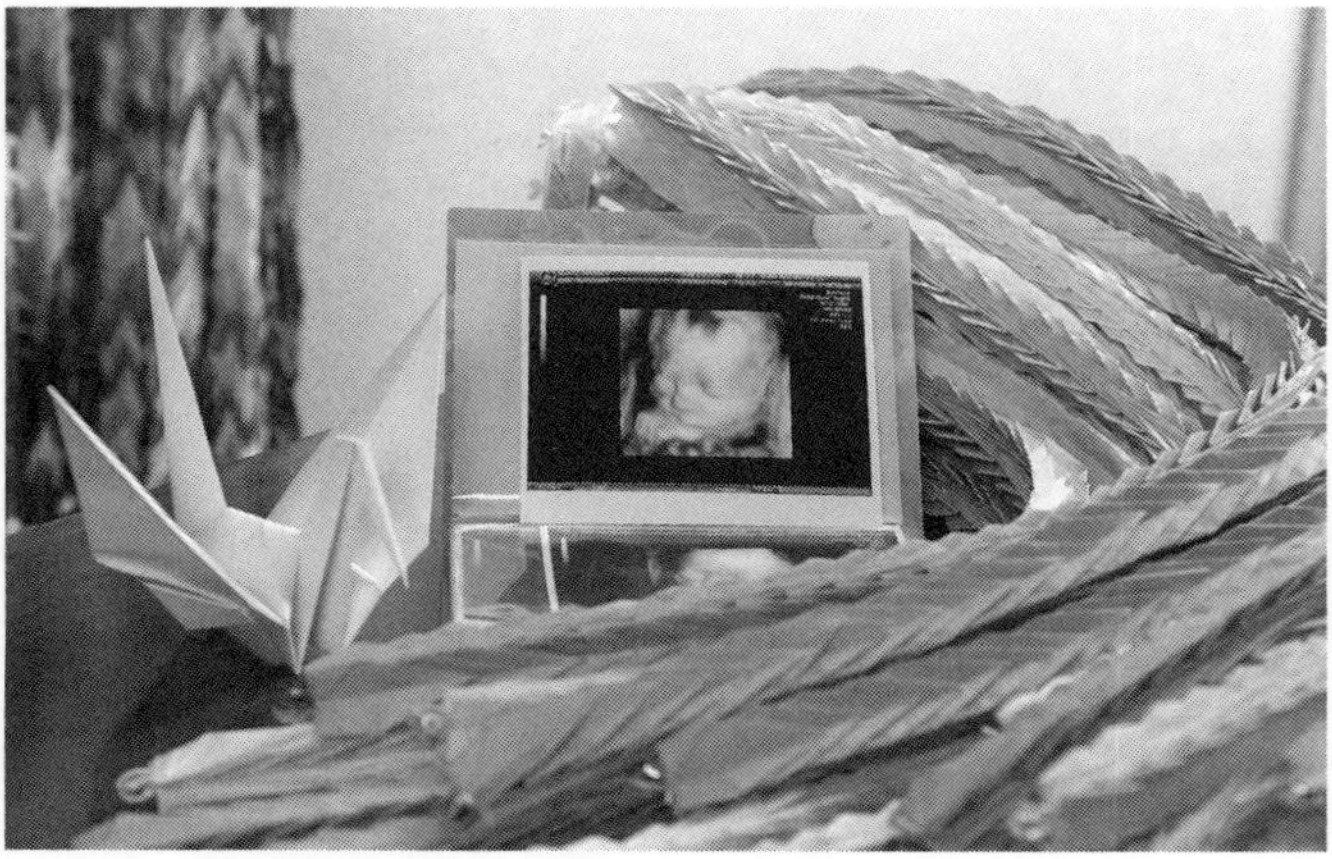

4000羽の千羽鶴と胎児の３Ｄの写真

あったとしても、すぐに診ていただけるので、ほっとしました」と、まどかさんは精神的にも肉体的にも楽な気持ちで過ごしている。

一方、娘の愛さんは、常に一緒に過ごすようになったことで、まどかさんのお腹をいつでも触って子どもの存在を実感できるようになった。

「母と離れて暮らしていると、どうしても『今日はお腹の子は無事だろうか』『お母さんは無理していないだろうか』と気になってしまいますが、いまは常にそばにいて、見守ることができて、安心です」（愛さん）

そんなある日――。

「あれ？　どうしたの？」

こうのとり相談室の渡辺カウンセラーが、相談室を訪れた二人にいつものようにまどかさんの好

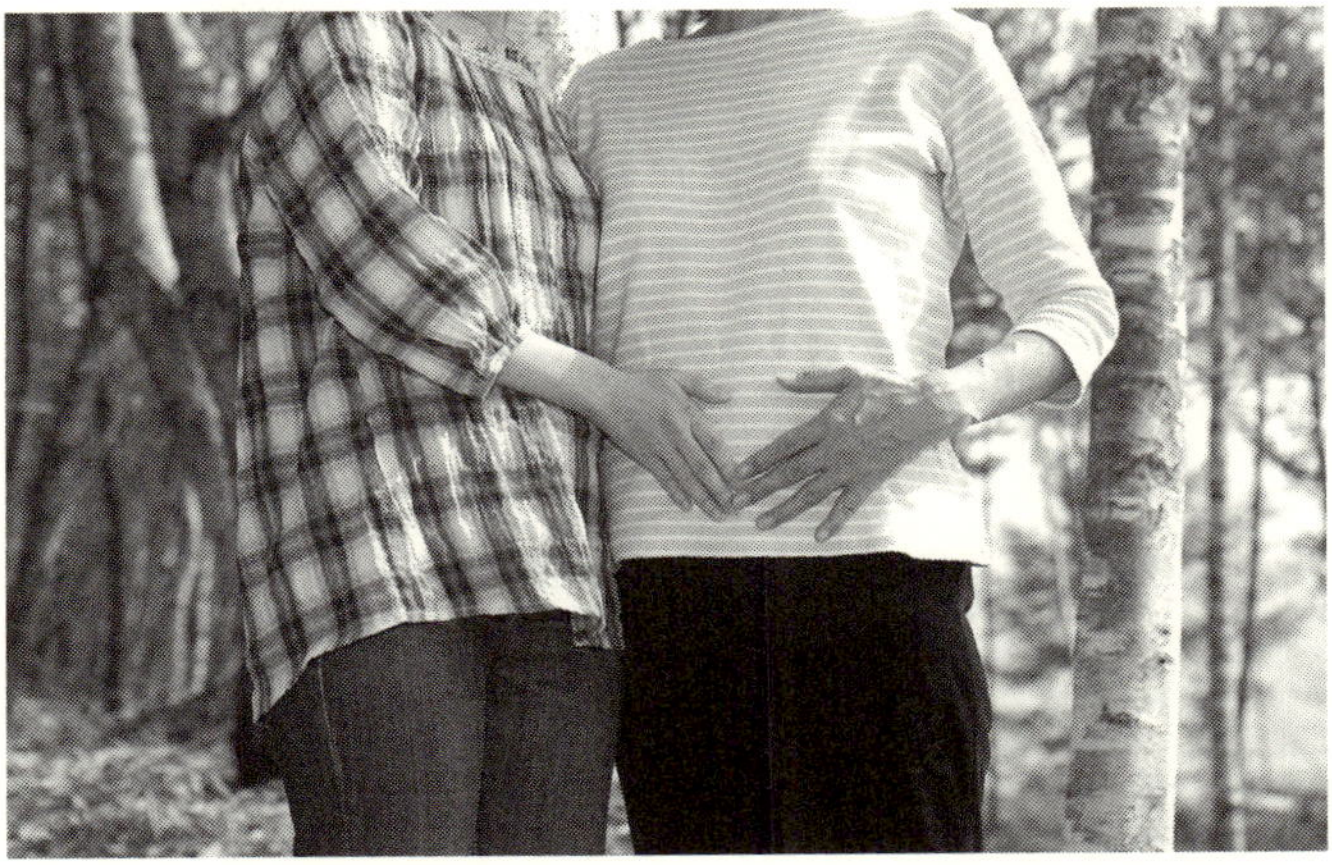

諏訪で母と娘が出産を待つ日々

きな紅茶を出したのだが、まどかさんは手をつけないのである。

「カフェインの入っているものはなるべく控えてほしいと娘に言われておりまして……（苦笑）」

「妊娠中は赤ちゃんによくないと、友人から聞いたのでお願いしたんです」と愛さんも苦笑いする。

「一日に一杯くらいなんの影響もないって院長はいつも言っているけれど。好きなのに我慢することのほうがかえってストレスじゃないかな。心配ならば院長に聞いてみたらどう？」

初めて諏訪マタを訪れ面談をしたその日から、母娘は診察後には必ず相談室に顔を出し、いろいろなことを話していった。体の心配から家庭内の出来事、直接治療とは関係はないが、気掛かりなことがあればここに寄って相談にのってもらった。

二人にとって、こうのとり相談室は「なくてはならない場所」だという。諏訪に滞在するようになってからは、ますます頻繁に相談室を訪れ渡辺と時間を過ごした。

また、診察の合間にひょこっと相談室に顔を出す根津とも一緒に談笑することもあり、出産前三カ月の滞在期間で病院内のあちこちの部署のスタッフとも関係が深まっていった。

病院内を行き交う際には、スタッフとこんなやりとりも。

「元気ー？　今日の体調はどう？」

「おかげさまでー、今も温泉に入ってきたところなんです」

諏訪マタには、病院内に天然温泉のお風呂が二つある。諏訪マタのある下諏訪町は温泉地としても有名で、まどかさんと愛さんは毎日、病院の天然温泉が引かれている展望風呂「富士見の湯」に入っていた。「ジャングル風呂」ともよばれる展望風呂には緑がたくさんあり、おまけに四階にあるため諏訪の景色も一望でき、病院の浴室というイメージはまったくない。

「湯治に来ているみたい。本当に気持ちよくて毎日幸せ」と二人で笑う。

さて、くだんの紅茶の一件はどうなったかといえば、根津の「そのくらいは気にしなくて大丈夫！」とのお墨付きを得て、あっさり解決した。

当事者になってこそ分かる

◈まさか自分たちが……

諏訪マタ滞在施設に来てから、愛さんは毎日三〇分、まどかさんのお腹の中にいる自分の赤ちゃんの力強く拍打つ心音を聞いている。「赤ちゃんが元気かどうかを毎日自分で確認できるのでとても安心できます」と母娘は言う。

状態が安定してきたいま、二人がふと思うのは、「まさか自分たちが代理出産をすることになるとは思っていなかった」ということだ。

愛さん自身は、代理出産の存在自体は結婚以前から知っていた。テレビや雑誌で、向井亜紀さんのアメリカでの代理出産が取り上げられているのを見て、「向井さんて、すごいなぁ」とも感心していたからだ。

「私自身、初潮のときから生理不順だったので、『将来、ちゃんと子ども産めるのかなぁ』なんて漠然と思っているところがあったので、子宮、卵巣を失う前にもこうした不妊の情報には関心があったんです。でも、まさか自分が代理出産をやることになるとは……」（愛さん）

まどかさんも、当事者になる前から向井さんの報道で代理出産を知ってはいたが、その当時は、「子どもをほしい気持ちは分かるけど、何もそこまで……」という思いでいた。自分たちが同じ立場になってみて初めて向井さんの気持ちが理解できたという。

「何もそこまでしなくてもと思っていたことを、いま自分たちがやっている。人は当事者になってみないと本当に理解するのは難しい。当事者になって初めて真剣に考え、代理出産を決意しました。親しい友人は『えらいね。私には絶対できない』と言う。でも、私はその立場になれば、きっと考え方は違ってくると思います」（まどかさん）

さらに、「妊娠してお腹が大きくなっているいまでも、なんだか自分が代理出産に挑戦しているって実感がないんですよね。特別な人たちができることだと思っていたから、なんだか自分がそんな大それたことをしている気がしなくて（笑）」

代理出産への挑戦を知っているのは、双方の家族とごく限られた人たちである。

愛さんも友人たちに詳しくは話していない。「がんで入院しているときにお見舞いに来てくれたので代理出産を考えていることはもちろん知っています。でも一度『母に産んでもらうかもしれない』と話したらびっくりされてしまったので、生まれてから知らせることにしました。母が妊娠七カ月のときに電話で『赤ちゃんのことはどうなったの？』と聞いてくれた友人には、もうすぐ生まれることを話しました。すると自分のことのように喜んでくれて、応援してくれています」(愛さん)

生まれた子どもにはきちんと事実を伝えていくつもりだ。

代理出産に異議を唱える人の中からは、「代理母が、産んだ子を依頼母に引き渡したくなくなるのでは」と懸念する声もある。

たしかにアメリカなどでは、過去にそうした事件が少数あり裁判にもなっているが、まどかさんは「自分には考えられない」と言い切る。

「お腹の子はまぎれもなく娘夫婦の子です。元気で生まれてくるようにと、自分の子どもを産んだとき以上に重く責任を感じて、大切な預かり物をしている気分。私の役目は出産まで。後は娘夫婦にしっかり育てていってほしいと願っています」(まどかさん)

依頼母の実母が代理母になり、しかも精子・卵子は娘夫婦のものというケースの場合、「引き渡し拒否」という事態は考えにくいといえるだろう。

◈高まる気持ち

お腹の子どもは順調に育ち、いよいよ臨月を迎えた。

診察時に撮ったエコーや３Ｄの写真を、愛さんはアルバムに集めており、二人で生まれてくる子を想い、期待をふくらませている。

写真には手足だけでなく顔も比較的鮮明に写っている。指をくわえているようなしぐさの写真も。「どこか、愛の小さいときに似ている」とまどかさんは思う。

愛さん夫婦はいま、子どもの名前を考えることも楽しみだ。付けたい名前があれもこれもとたくさんあって迷ってしまう。「名前って、一つしか付けられないんだよねぇ」と思わずつぶやいてしまったり、車が好きな夫は、子どもとのドライブも楽しみにしている。

これまでのつらかった記憶も、一つひとつハードルをクリアしていくたびに過去のことになり、後になると笑って振り返ることもできる。でも、それ相当の覚悟で臨んできた代理出産であり、中途半端な気持ちではとてもできない、とまどかさんは語る。

「つわりも大変だったし、切迫流産になるのも初めてのことだったので、本当にびっくりしました。生半可な気持ちでは到底できません。当初、親戚や知人から『私は体が丈夫だし、お産も軽いから代理母になってあげようか』というありがたい言葉もいただきましたが、お産は何があるかわからない。とても人様にはお願いできないと思いました」

出産の日も近づいてきた。

高齢の代理母の分娩は、母体の負担軽減のため帝王切開でおこなわれることになっているが、まどかさんにとっては帝王切開も初めての経験。こわい気持ちもないわけではない。

「でも、大手術を経験した娘のことを思えば、私もがんばらないと」

思いは同じ

◈いまは普通の〝おばあちゃん〟

二〇〇九年六月某日。まどかさんの帝王切開がおこなわれた。愛さんも手術室に入り、横たわっているまどかさんのそばに立ち、手を握りながら新しい命の誕生の瞬間を母とともに待ち望んだ。

手術室内に響き渡った産声の主は、元気な男の子。約二一〇〇グラムとやや小さいが、母子ともに健康だ。まどかさんは、不思議なほど落ち着いていたが、愛さんは、喜びと安堵の涙が次から次に溢れ出た。緊張が解けた瞬間だった。

みんなが受精卵の頃から知っていて、生まれてくるのを待ち望んでいた子どもである。愛さん夫婦と愛さんの父は代わる代わる抱っこして喜び、新しい命に目を細めた。

子宮体がんが見つかってから四年近く。数々の葛藤を経て愛さんが得たものは、まずこのかわいい赤ちゃんと、たくさんの人たちとの出会いだと話す。

根津や諏訪マタのスタッフ、地元のクリニックや病院の医師、家族・親戚・友人など、多くの支えがあったから、ここまでこられた。

「手術室の中ではとっても安心して落ち着いていられたんです。見上げて見える顔がすべて、親しくなった先生やスタッフさんたちのお顔で、帝王切開も全然こわくなかったです。こんなに温かく見守られて赤ちゃんを産めるところは諏訪マタでしかありえなかったなと思いました」（まどかさん）

「人はいろんな人に支えられ、助けられながら生きているんだなということを実感しました。本当に日々感謝なしには過ごせません」（愛さん）

健康第一だとも実感した。

「これまでは普通に健康が大事だと思ってはいましたが、今は健康が何より大切なことだと実感しています。最近、若い女性のがんが増えているそうですが、ぜひ定期健診を受けてほしいと思います。私のように突然がんが見つかることもありますから」

愛さんにとってつらい体験ではあったが、病気をしたからこそ学んだことであった。

一方、まどかさんは、「こんな高齢で出産するなんて、よほど丈夫で特別な人しかできないだろうとこれまで思っていたけど、実際、ある意味特別な人しかできないと思いました」と語る。

「まずいくつもの条件があって、そのどれか一つでも欠けていたらできないわけですからね。諏訪マタの場合だと、代理母は実母で六〇歳前後ぐらいまで、なおかつ健康で、受精卵は依頼夫婦のものが条件。双方の家族の同意も協力も不可欠。実際にトライすることはできても、その後に着床もして、妊娠継続もして、無事に出産にこぎつける……そのすべてがクリアされなければいけない。やはり、だれにでもできるものではない、とても簡単ではないことだと思います。私はいまでも自分がしたということが信じられない心境ですが」(まどかさん)

まどかさんは出産後一カ月近くたったいま、渡辺カウンセラーに「私があの子を産んだのが、なんだか信じられないんですよね。私のお腹の中にいたことを、そういえばそうだったのよね、みたいな感じで忘れてしまっているような。すっかりただの普通のおばあちゃんです。もう初めてのかわいい孫にめろめろ」と本当にうれしそうに、彼女にとって初孫のことを語る。

◈世論の変化を追い風に

家族の挑戦は、ひとまず区切りを付け、愛さん夫婦にはこれから親として忙しく、また責任のある日々が始まる。

「生まれた子には、いずれいろいろな人のおかげで生まれてきたことを話したいと思います。でも、代理出産だからとは特にこだわらず、普通に愛情を注いで育てていきたいですね」（愛さん）

一方、まどかさんは、

「人に感謝する子に育ってほしいと思いますが、それは子どもに無理に押し付けるのではなくて、親が人に感謝する人間であれば、子どもも自然にそうなると思います。子どもは親の背中を見て育つと言いますしね。そういう意味では親の責任は重大です」と、新米パパ・ママにエールを贈る。

愛さんの夫は、「僕に似ているところ、妻に似ているところがそれぞれで、間違いなくこの子は僕らの子どもだと感じます。一年早くても遅くても、生まれてはいなかったことを思うと本当にすべてがタイミングだったと思います。代理出産という方法があって、自分が命を授かったことに感謝し、その意味や使命みたいなものに気づけるように子育てをしないといけないと思っています」と語る。

「代理出産を絶対に禁止しないでほしい」

愛さん・まどかさんの家族はそう願っている。

二人は出産後、赤ちゃんとともに、ある母娘に会った。彼女たちのあと代理出産に挑戦し、妊娠中の母娘だ。赤ちゃんを見るなり、妊娠中の母娘は顔をくずして「かわいいー！　お母さんにそっくり！」「私たちの子も早く元気に生まれてほしいね」と口々に話した。

愛さんたちが以前会った家族は、みんな愛さんたちより先に代理出産に挑戦した人たち。自分たちへとつながる道をつくってくれた人たち。

「まさか今度は私たちがそうなるとは。でも、だれにでも起こり得ることだとつくづく感じました。私たちもこれからの人たちにつながる道の一つなんですね。決意して望むのならば、私たちと同じように無事に新しい命を、幸せを抱いてほしい。だから、当事者を無視して、代理出産を禁止して、道を断つようなことはしないでほしい」

愛さんたちがそう願うのは、自分たちと同じ立場にある人たちが、同じ喜びを味わうことができるようにというためだけではない。禁止や否定をされることで、生まれてきたこの子の存在や未来までも否定されることがあってはならないからだ。

家族を支えた医師らも、本来ならば答えにくい立場にあるにもかかわらず、次のようにメッセージを寄せてくれた。

「愛さんがご自分の意志で受精卵を確保され、つらい手術にも耐えられたことに、私は敬意を表したいと思います。代理出産への挑戦は、がん再発のリスクが低くなり、ご自分で育児できる環境になった際にご自身で決意されたことであり、だれにも止める権利はないと思います。このような状況にある方を救うためにも、代理出産が公に認められ法のもとにおこなわれるようになることを強く望みます」（病院医師）

「自分の子どもがほしいということは、極めて自然なことであります。また、子どもを産み育てることは、女性の権利であり、社会がそれをサポートしなければならないことは自明なことです。当事者たちの合意に基づくものであり、他人の人権を侵すことがなく、社会を不安にすることもないならば、患者さんの決定・権利などを尊重すべきと思っています。

代理出産は日本でも施行すべきと思いますが、いまは、根津院長のみが表立っています。本来は、学会および医師会などが国および国民に働きかけて、母と子の権利を守る法整備をすることなどが必要と思います。

応援する医師は多いと思われますので、ぜひ、幅広いネットワークの構築をして、マスコミ、政治家に働きかけてほしいと思っています」（クリニック医師）

厚生労働省が二〇〇七年三月におこなった国民の意識調査では、愛さん家族のケースような

「妻が子どもを産めない場合に夫婦の受精卵を使って他の女性に産んでもらう代理出産」について、「認めてよい」が五四％と半数を占め、「認められない」（一六％）、「分からない」（二九・七％）を上回った。

一般の人々や患者、そして医師たちのなかにも、表には出られないにせよ同じ思いを抱き葛藤している人たちがいる。この現実に、私たちはもっと目を向けるべきかもしれない。

［第三話］

依頼夫婦と子どもをめぐる動き

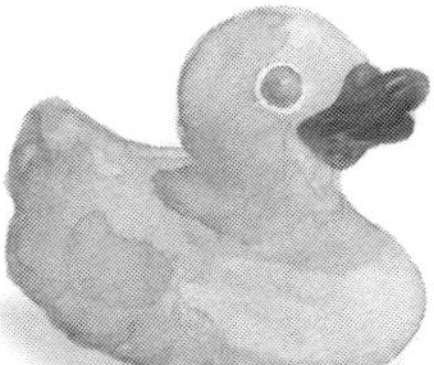

制度の狭間で――普通養子と特別養子

◈産んだ女性が母親になる、ということ

「ただいまー」

「あ、パパだよ。お帰りー」

辻美穂さん（二七歳）が、仕事から帰ってきた夫・健太郎さん（二七歳）を息子・遼太郎ちゃんとともに出迎える。

一歳になる遼太郎ちゃんは、毎日ご飯もよく食べ、病気知らず。やんちゃやいたずらも発揮するようになり、家にあるダンボールを叩いて遊んだり、「こら」と健太郎さんが言うとダンボールをもっと叩いてみせたりと、元気いっぱいだ。

代理出産で遼太郎くんを授かってから、「家のなかが毎日にぎやかになった」と美穂さん夫婦は話す。

代理母となって遼太郎ちゃんを産んだ祖母・田辺由美子さん（美穂さんの実母、五九歳）にとっても、遼太郎ちゃんはかわいい孫だ。

「休日にこの子が遊びに来ると、私ら夫婦のけんかも収まって（笑）。夫も孫をかわいがっています」（由美子さん）

代理出産で生まれた子どもの場合、出生届けを出すときはまず代理母夫婦の子として届け出て、後に依頼夫婦の子として養子縁組をすることになる。たとえこの家族のケースのように、生まれてきた子にとって依頼夫婦が遺伝的に実の両親であり、養育の意思があるとしてもだ。

というのも日本の親子制度は、民法上の過去の判例《はんれい》に基づき、「その子を産んだ女性を母親とする」を原則としており、一方父親については民法で「その子を産んだ女性と結婚している男性を父と推定する」もしくは「その子を認知した男性を父とする」としているからだ。

海外で代理出産により子どもを得ている人たちは、日本ではその事実を隠して「実子」として出生届けを出しているケースが多いと思われる。しかし、有名人となるとそうもいかない。二〇〇三年一一月にアメリカで代理出産により双子を設けたタレントの向井亜紀さん・高田延彦さん夫妻は、双子を「実子」とする出生届けを東京・品川区役所に提出したが、受理《じゅり》されなかった。

向井さん夫妻は品川区を相手に、出生届け不受理を撤回するよう、東京家庭裁判所に提訴した（東京家裁《かさい》での件名は「市町村長の処分に対する不服申立事件」）。結果、二〇〇五年一一月に敗訴。その後に控訴《こうそ》し、二〇〇六年九月の東京高等裁判所では勝訴《しょうそ》したものの、二〇〇七年三月の最高裁判所で再び敗訴《はいそ》となって終わった。

この最高裁判決の理由もやはり、「産んだ女性を母親とする現行制度下では、代理出産で生まれた子を実子とする出生届けは受理できない」というものだった。ただ、将来的には立法府による判断が必要だと付け加えてはいる。

一方、二〇〇一年に最初の代理出産実施を公表した諏訪マタでは、代理出産で生まれた子はいったん代理母夫婦の子として出生届けを提出し、後に依頼夫婦の子として養子縁組をしている――生殖医療技術の進歩に伴い、現行制度では現実に対応しきれない時代となったのだから、本来ならば「代理出産で生まれた子は、依頼夫婦の実子として最初から認める」と法で定めていくことが必要だと考えている。しかし、そうした法もなく現行制度が認めていない以上は、それに従うしかない……。

そして、養子縁組でいくしかないのならば、「普通養子縁組」よりも「特別養子縁組」のほうが、親子関係上も子の福祉の観点でも望ましいと考えている。

というのも、普通養子の場合、産みの親との法的親子関係が切れずに継続され、子どもは実親と養親の両方に対し相続権と扶養《ふよう》義務を持つからだ。つまり、代理出産で生まれた子が普通養子縁組をした場合、子どもは依頼夫婦との間に相続権・扶養義務を持つことができながら、同時に代理母夫婦との間にも相続権・扶養義務が続いたままとなってしまう。代理母となった側の夫婦にとっても望ましくない。

一方、特別養子縁組の場合は、子どもは産みの親（代理母夫婦）との法的つながりが絶たれ、養親（依頼夫婦）のみとの間に相続権・扶養義務を持つ。つまり、特別養子は実子と同じ権利・義務を持つのだ。

また、普通養子・特別養子とでは、戸籍上の扱いも異なる。

普通養子の場合、子どもは戸籍に「養子（養女）」と記載されるので、養子であることが一目で分かってしまう。

一方で特別養子の場合は、戸籍には「長男」「長女」などと実子と同じく表記される。ただし、「民法八一七条の二による裁判確定日　〇年〇月〇日」と、養子縁組が裁判所で認められた期日も併記され、従前《じゅうぜん》戸籍も記載されるため、よく見れば養子であることや出処は分かるのだが、戸籍をちょっと見ただけでは養子とは分かりにくい。

図　普通養子制度と特別養子制度の比較

＜普通養子制度＞

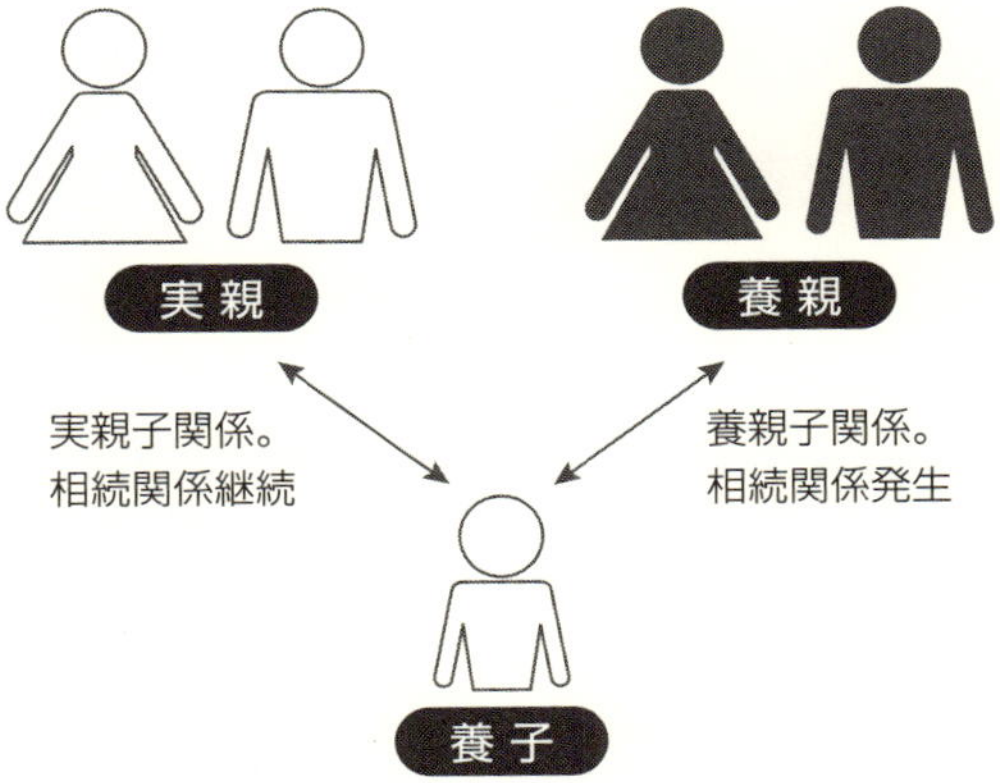

＜特別養子制度＞

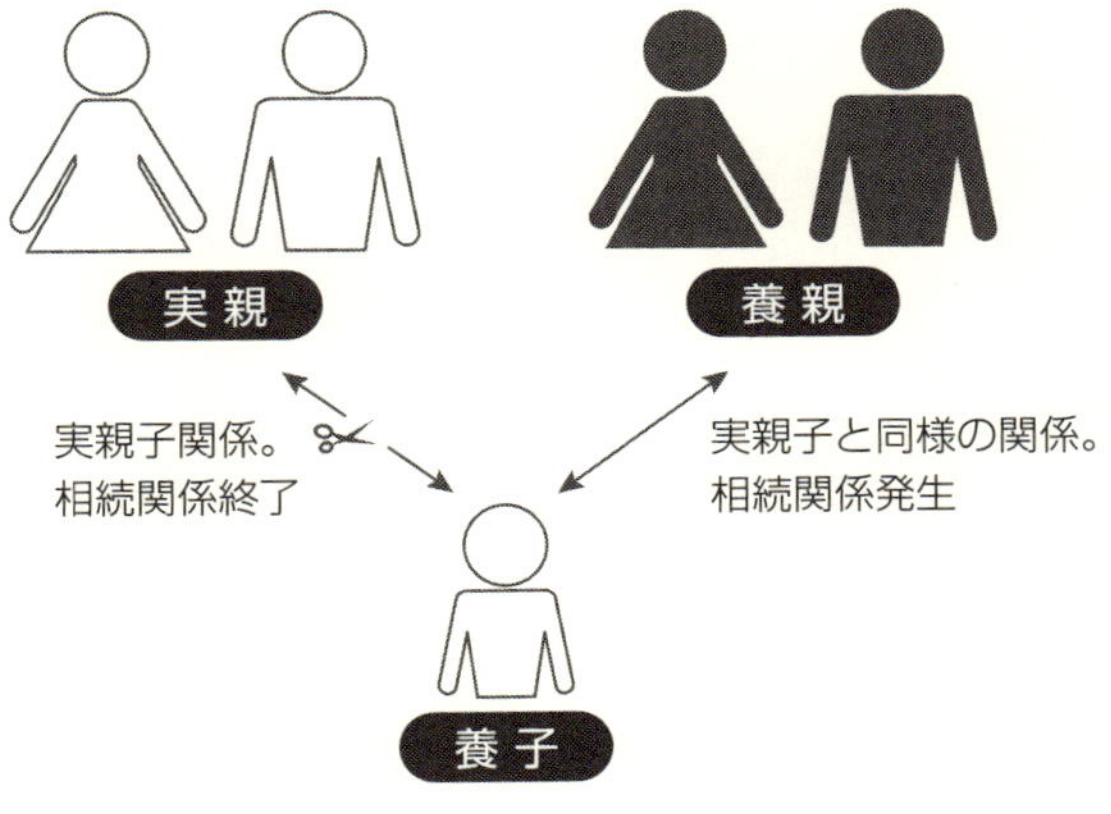

そもそも、普通養子制度は「家の存続」を目的とし、明治時代の一八九八年に設けられた制度。一方の特別養子制度は「子どもの福祉・利益保護」を目的とし、一九八七年に創設された新しい養子制度である。

諏訪マタでは、当初代理出産したケースについて当事者が「特別養子縁組」を試みたが、当時の家裁はそれを認めなかったため、以後はやむなく「普通養子縁組」を家族に勧めてきた。しかし、二〇〇八年末以降、ようやく特別養子縁組が認められるケースが現れることとなる。

それが、この辻美穂さん家族のケースだ。

ロキタンスキー症候群と分かって

◈少ない情報

辻美穂さんは、ロキタンスキー症候群。遺伝子上は女性であるが、生まれつき子宮や子宮頸《けい》部《ぶ》、膣がない・もしくは一部が欠損している疾患で、正式名称は、メイヤー・ロキタンスキー・キュスター・ハウザー症候群という。

卵巣は正常なので、成長すれば女性らしい体つきになり、外見的には普通の女性とまったく変わらないが、自然妊娠・出産は不可能。膣がない場合は、造膣《ぞうちつ》手術をしなければ性行為をおこなうこともほぼ不可能だ。しかし、卵子を採取して代理出産を試みれば、子どもを持つ道は開ける。

美穂さんがロキタンスキー症候群だと分かったのは、高校一年生の夏休み。まだ生理が来ないので心配になり、母・由美子さんとともに近所の産婦人科を受診したところ、「これはうちでは診られない」と、すぐに大きな病院を紹介された。そこで、子宮はわずかに瘢痕《はんこん》のようにあるだけで、子宮と膣もつながっていないことが分かり、ロキタンスキー症候群と診断された。聞いたこともない病名と、子どもを産めないという事実。母・由美子さんのショックは口に表せないほどだったが、それ以上につらかったのが医師の言葉だった。

「娘さんに手に職をつけさせ、一人で生きていけるようにしてあげてください」

それからは娘の身を案じ、由美子さんは毎日泣いていたと振り返る。

「娘はもう結婚できないのだろうか、結婚したとしても夫婦関係が持てるのだろうかと悩みました」

美穂さんには、すぐにははっきりとした事実を伝えられなかった。美穂さんは「子宮は小さいけど、まったくないわけではないから、もしかしていつか産めるようになるんじゃないかなぁ」と漠然と思い、その後、徐々に事実を知っていったと振り返る。

医師からの言葉により心が傷ついたと話すロキタンスキー症候群の患者や家族は、ほかにもいる。

「内診台の向こうで看護師たちが、『ちょっと何これ?』『えー、どうなってんの?』とヒソヒソ話をしている声が聞こえ、不安でいっぱいになっているところへ医師から病名を知らされ傷ついた」

「『子どもが産めないんですか？　何とかなりませんか？』と必死で医師に問い詰めると、医師から『子どもが産める・産めないの問題以前に穴（膣）がない。男にとっては子どものことよりそっちのほうが大事だ』と言われ、病気を知ったこと以上にショックだった」

「造膣手術（膣を形成する手術）を受けたが、その後の定期検査で医師から『ちゃんと使ってるか』『ちゃんと感じるか』などとデリカシーのない聞かれ方をされたあげく、『偽物の膣であることは彼氏には黙っておけ』と言われ傷ついた」という人もいる。

また、ロキタンスキー症候群の女性が自分の体の事実を知るのは、来るべき生理が来ないことを不審に思う一〇歳代後半が多く、「まだ高校生で男女の付き合いもこれからというときに、患者の側に立ったメンタルケアの態勢もなく将来を悲観した」という声や、

「ロキタンスキー症候群に関する情報が少ない。医学書も探して読んだが、ほんの少ししか書かれていない」

「いまでこそインターネットが普及し、ロキタンスキーの人のためのサイトもあるが、自分が知った当時はほかに同じような人がどこにどのくらいいるのかも分からず、相談相手もいな

かった」という声もある。
ロキタンスキー症候群の女性は、四〇〇〇人〜五〇〇〇人に一人の割合で生まれるといわれ、日本では年間一〇〇人程度生まれていると推定される。「決して少ない人数だとは思わないが、情報やサポートが少なすぎる。ロキタンスキー症候群を知らない産婦人科医さえいる」と指摘する患者もいる。

話を美穂さんたちに戻すと、医師からは、美穂さんが将来パートナーができたころに造膣手術をしてはどうかという話が出ていた。
短大生になった一九歳のとき、美穂さんは友だち同士の集まりで、いまの夫・健太郎さんと出会う。交際を機に、造膣手術を受けたいと自ら医師に申し出た。
健太郎さんには「ちょっと、お腹の手術をすることになって」とだけ話して手術を受けた。「見舞いに行った僕も、『お腹、大丈夫かな。早く良くなるといいなぁ』くらいにしか思わず、それ以上は気にしていませんでしたね」（健太郎さん）
そして、結婚を意識するようになったとき、美穂さんはやはり本当のことを伝えなければと事実を打ち明ける。

振られる覚悟で言ったのだが、健太郎さんの反応はというと、

「別に二人だけの人生も楽しいんじゃないかなと、すぐにそう答えました」（健太郎さん）

健太郎さんの両親も二人の仲を反対はせず、二人はめでたくゴールイン。しかし美穂さんは、代理出産への思いを日増しに強くしていく。

「周りから『お子さんは？』と聞かれるようになったせいもありますし、結婚前から、向井亜紀さんの代理出産の話などを報道で知り、関心を持っていました」（美穂さん）

そんな美穂さんの気持ちを健太郎さんも理解してくれた。結婚して一年になる二〇〇六年、アメリカでの代理出産を仲介するセンターの門を叩いた。

卵胞数を検査すると、右卵巣で七個、左卵巣で五個の卵胞が確認でき、大丈夫だとの返事が来た。

美穂さんの両親は応援してくれたが、健太郎さんの両親は莫大な費用などを心配して反対した。

「二人でなんとかお金を貯めるから……」

そう説得してやっていこうと思っていた矢先、代理出産のセンターから取り消しのメールが届いた。アメリカでは代理母の体に何かあったときのことを考え、代理母に事前に保険をかけ

るのが基本なのだが、それが今後できないことになったという。それでも代理出産を希望するのなら、依頼夫婦はこれまで以上に莫大な費用を代理母に支払って依頼しなければいけない。
「そうなる可能性もあるとは聞いていたんですが、実際となるとショックでしたね。代理出産はあきらめて、二人だけの人生を楽しむことに努めようと思いました」（美穂さん）
そんなおり、テレビや報道で根津の姿をたびたび目にするようなる。

◈つないだ希望

アメリカでの代理出産に申し込む以前から、長野でも実施している病院があることは聞いていた。とはいえ、国内では違法だと思っていたので（法律自体がないため違法ではないのだが）、美穂さんもそこまでする勇気はないとあきらめていたのだった。

だが、報道を通じ根津の言葉を聞くうちに、「私のしたいことは間違ってはいないんだ」と再び希望を持ち始め、とにかく相談してみようと二〇〇七年一月、根津にメールした。

「義父母にはまだ話せていませんし、親戚で代理母になってくれる人もいるか分からないのですが、なんとか力を貸していただけないでしょうか」

根津からすぐに返事は来た。

「当院では現在、代理母は実母に限っているのですが、母上に代理母となっていただくのは無理でしょうか」と。

母・由美子さんは「ほら、私が言っていたとおりじゃない」と言った。由美子さんもニュース番組で根津を目にし、最初から「私が代わりに産むから、早く長野の先生に連絡して」と言っていたのだ。しかし由美子さんは五〇歳代後半。「お母さんに産んでもらえればたしかに安心だけど、歳が歳だし……」（美穂さん）

だが根津は「ご本人に意思があり、肉体的に健康であれば代理母になることは可能です。まず人間ドックで厳密にチェックしてください」との返事。

人間ドックの結果は問題なし。一カ月後、美穂さんら家族は諏訪マタを訪れた。

母娘の決断に対し、由美子さんの夫とその母、健太郎さんの両親は、由美子さんの体を心配して当初は反対したが、きちんと会って話をした結果、認めてくれた。

「反対されようとも、私はやる覚悟でいましたけどね（笑）」（由美子さん）

また、たとえ生まれてくる子が障害を持って生まれたとしても、なにがあっても愛情を注いで育てることも、この家族会議で確認し合った。

閉経した由美子さんに生理を再来させることと、美穂さんに排卵誘発剤を投与することから治療はスタート。二〇〇七年五月、美穂さんの卵子と夫・健太郎さんの精子による受精卵を由美子さんの子宮に移植した。しかし、初回は着床（妊娠）には至らなかった。

それからときをあけずして、二度目の胚移植をおこなうと、二週間後の血液検査の結果は陽性、つまり着床（妊娠）。二週間後には胎児の心拍も確認できた。

「仕事中に携帯に入ったメールで妊娠を知ったときはもちろん『やった！』と思いましたが、と同時に義母の体のことが心配で、飛び上がるほど喜ぶという気持ちにはなれませんでしたね」（健太郎さん）

その後も親子は、車やときには電車で数時間かかる長距離を、診察のために訪れた。診察のたびに、超音波による映像の赤ちゃんは大きくなって動いてもいる。どちらかというとおとなしく控えめな雰囲気の美穂さん・由美子さん親子が、顔をほころばせている姿を見て、根津もうれしく、最後まで無事出産にたどり着けるよう願い続けた。

◈学術会議の議論の傍らで

代理出産に臨んでいることは、美穂さんら家族は親戚には話したが、近所や職場には知らせないことにした。ちょうど日本学術会議「生殖補助医療の在り方検討委員会」が主に代理出産について議論している最中であり、注目が高まっていたことも考慮してだ。

「運よく出産時期がちょうど冬だったので、大きなお腹も厚手の服でうまく隠れましたし、そもそも寒くてあまり外出もしなかったので、ご近所に知られることはなかったですね」と由美子さん。

一方、美穂さんは、お腹を大きく見せるため、枕の中綿やタオルなどを巻いて職場に通った。

「どのくらいのペースで大きくしていけばいいかが難しかったですね。周りから『○カ月の割には小さいですね』なんて言われると、ドキッとして翌日にはタオルを一枚増やしたり（笑）。『お腹、触らせて』ともよく言われますから、触った感触が不自然にならないように、デコボコせずなめらかになるようにと工夫するのも大変でした。『どうぞ』と快く触らせてはいましたが、心の中はヒヤヒヤで……。触れたらバレてしまいそうな場所には自分の手をさりげなく添えて、大丈夫そうな部分だけ触らせていました」（美穂さん）

「家では普通にしていましたが、そんなときに突然の来客があったりすると大慌てで（笑）。僕が代わりに玄関に出て、時間を稼いだりしていました」（健太郎さん）

出産二カ月前に入ると、美穂さんと由美子さんは諏訪マタ付属の滞在施設に移り住み、出産準備を始めた。

その後、由美子さんに軽い妊娠高血圧の症状[*1]やむくみの症状が現れたため、安全をとって入院。

「とにかく母の体が心配で、申し訳なくて、無事に出産できることをずっと祈っていました」(美穂さん)

そんな入院中のある日のこと。美穂さん・由美子さん母娘は、同じ病棟で入院中の若い女性と、その母に出会う。聞けば、その女性もロキタンスキー症候群。女性は、造膣手術を受けるために諏訪マタに入院中だった。

「将来、私たちも代理出産できるかもしれないということですよね。ぜひそうできたらいいなぁ」

美穂さん・由美子さん親子のことを知り、女性とその母親は希望を抱いたという。

◈子どもの姿を公表したわけ

二月某日の出産日。いよいよ由美子さんに帝王切開の手術がおこなわれた。

別室のモニターで帝王切開の様子を見守る美穂さん夫妻。由美子さんの腹部にメスが入れられていくのを見て、美穂さんは涙を拭いながら「お母さんごめんなさい」「私のためにこんな思いをさせてごめんなさい」と何度も口にした。

執刀開始後まもなく、元気な産声が響き渡った。

「おめでとうございます。元気なお孫さんですよ」

根津が由美子さんに呼びかける。

「なんだか不思議な感じでしたねぇ（笑）。まだ麻酔がかかってもうろうとしているときでしたが、先生のその言葉はいまも耳に残っています」（由美子さん）

「生まれる前は本当に自分の子として思えるのか不安な気持ちもありましたけど、抱いてこの子の顔を見たら、そんな気持ちは吹っ飛んで。私にそっくりで、ああ私たちの子だって実感

＊１　妊娠高血圧症症候群
妊娠20週以降、分娩後12週までの間に高血圧が見られる場合、またはそれに蛋白尿（たんぱくにょう）を伴う場合、妊娠高血圧症候群と診断される。以前は「妊娠中毒症」と呼ばれていた。すでに生活習慣病に罹（かか）っていたり、急激な体重増加があった妊婦は要注意となる。症状が進むと母体の危険性だけでなく、胎児の生命にも甚大な影響を及ぼす。

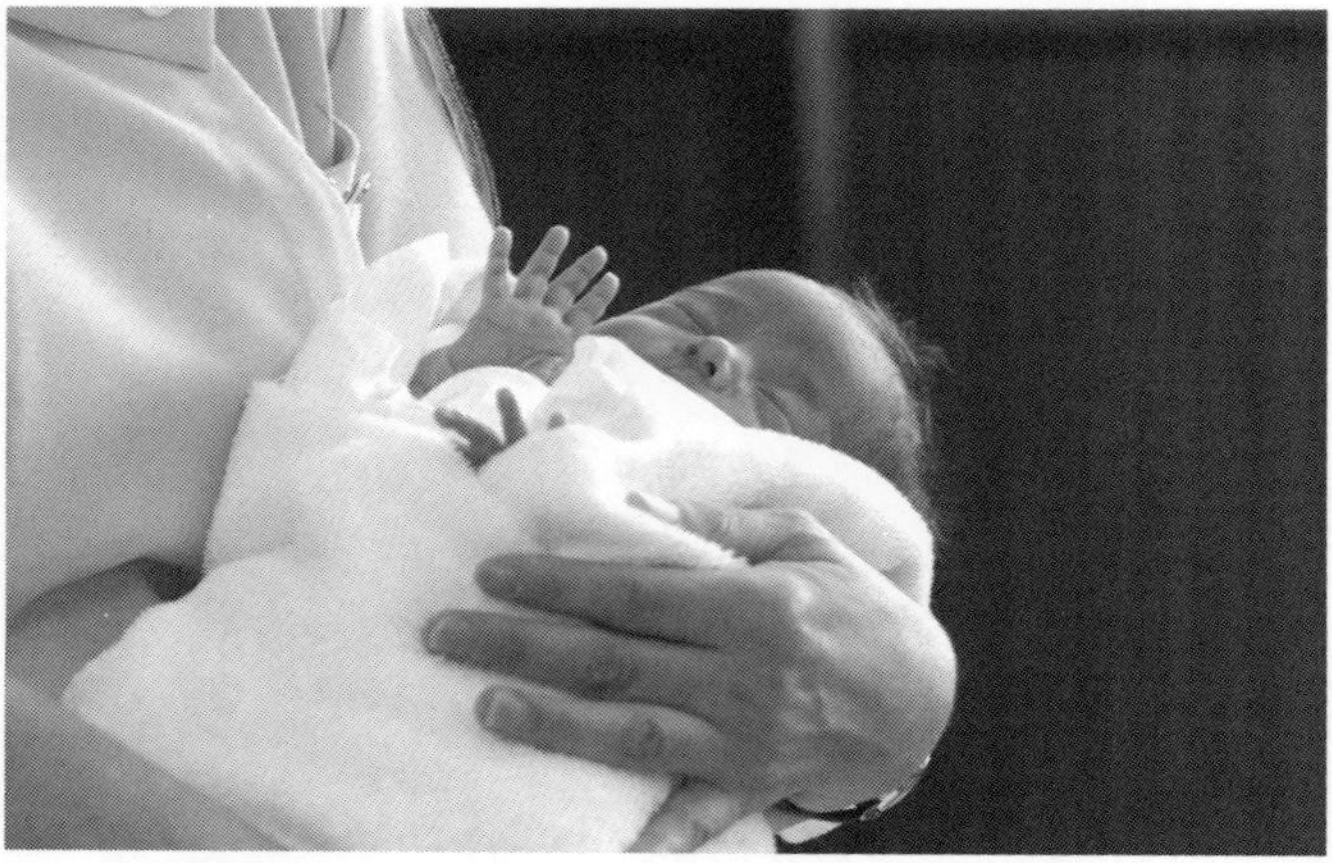
生後２週間、記者会見に登場した遼太郎ちゃん

しました。あとはとにかく母に感謝で、ほんとうにそれ以外なにもいえなくて」（美穂さん）

出産から数日後、家族は根津から「当事者として記者会見に出ていただけないか」と頭を下げられた。日本学術会議が「代理出産原則禁止」を掲げた報告書をまとめようとしており、当事者無視のままの報告書だと異を唱える記者会見を開きたいとのことだった。

美穂さんらは、造膣手術で入院していた娘さん親子のことを思い出した。

「子どもをようやく授かった喜びと感謝の気持ちを、後に続く人たちのために捧げられたら」

二〇〇八年二月二九日、諏訪マタの病院内にて、その記者会見はおこなわれた。由美子さんと美穂さんは別室に待機し、会場の記者たちとの中継に

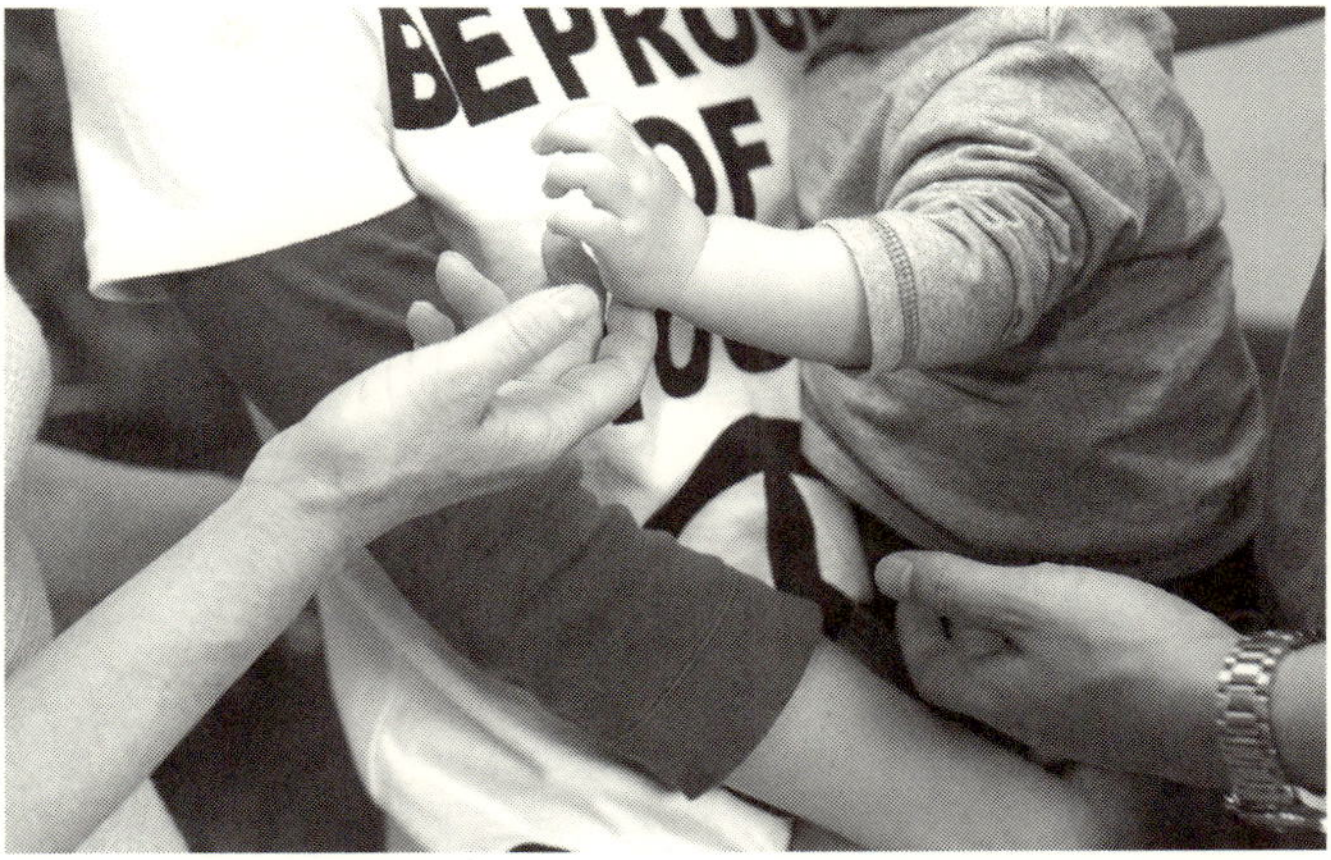

すくすくと、１歳３カ月に成長

よる声だけの記者会見に臨んだ。生まれたばかりの遼太郎ちゃんは濱看護師長の腕に抱かれ、穏やかな寝顔を見せてマスコミの前に登場した。諏訪マタにおいてはもちろん、日本国内における代理出産で生まれた子どもが、その姿を公にするのは初めてのことだった。

美穂さんが緊張をしながらも精一杯訴える。

「私たちは代理出産をしてとても幸せです。これから続く方にもこの幸せを味わってほしい。代理出産を禁止しないでください」

記者から、高齢の代理母の体へのリスクと、法的な親子関係に関してどう思うか質問が出た。母・由美子さんが答える。

「リスクよりも娘のために産みたいという気持ちが大きく、不安はありませんでした。親子関係については、生まれた子が娘たちの本当の子どもになるよう法律が整備されてほしいと願っています」

そして、この記者会見をテレビで見て最終的に代理出産を決意したのが、第一話の飯島夏美さん母娘、第二話の森本愛さん母娘だ。

裁判所との一年のやりとりを通じ

◈法務局の意外な対応

記者会見では「実子と認める法整備を」と述べた美穂さん家族ではあるが、現行制度上は、いったん代理母夫婦の子として出生届けを提出し、その後、依頼夫婦の子として養子縁組をするしかない。

子どもが生まれて少し落ち着いた二月某日、さっそく健太郎さんは義母・由美子さん夫婦の住む地元市役所に出向き、由美子さん夫婦の子として出生届けを提出した。

その数日後、法務局から由美子さんの夫が確認のため呼ばれ、さらに数日後、今度は退院した由美子さんが呼ばれて、代理出産の経緯を説明した。由美子さんが法務局に呼ばれたのは、「出生届けの際、母が五〇歳以上の場合には、本当にその女性が産んだのかどうかを確認しなければいけない」という法務省通達[*2]があるからだ。

その数日後の三月初め、再び由美子さんは法務局に呼ばれる。法務局はこれまでの経緯をまとめた市役所提出用の書類を由美子さんに見せ、これでまちがいがないかどうかを確認した。そして、突然「特別養子縁組はご存知ですか?」と切り出してきた。

これまでの代理出産例では特別養子が認められず、普通養子でいくものだと家族は思っていたので、法務局からの言葉は意外だった。

「知っていますけど、うちは普通養子縁組で手続きしようと思っていたんですが……」(由美子さん)

しかし、法務局の職員は、「私たちも初めてのことで分からないことが多く、いろいろ調べてはみたのですが、とにかく特別養子縁組で一度申請してみてはどうですか」と親切に勧めてくれた。

家族は「さて、どうしようか」と考えた。法律的にはどんな親子関係であろうと、自分たちの子として愛情を注いで育てていくことには変わりがない。しかし、

「やはり遼太郎のことを考えると、特別養子でいきたい」

健太郎さんの決断もあり、家族は特別養子で申請してみることにした。

この数日後、由美子さん夫婦の子としてすでに届けていた出生届けがひとまず受理された。

出生届け提出から一〇日が経っていた。

美穂さん夫婦はさっそく、特別養子縁組の申請書を地元のC家庭裁判所に提出した。

◈家裁の悩み

一カ月ほどした四月中旬、C家庭裁判所より連絡が来た。

調査官によると、このケースは初めてのことでC家裁では決めかねるため、より大きなD家裁に転送したという。連絡が遅くなり申し訳ないとも調査官は謝った。

翌週、美穂さんと夫はD家裁に出向き、夫婦の職業や年収、家族構成、美穂さんの体の問題

＊2 (出産婦が50歳以上の場合は本人確認を必要とする)法務省通達 [本文p181]

2002年10月に、50歳代の夫婦がアメリカで代理出産により双子を得た。しかし、日本には「母親が50歳以上の場合は、本当に本人が出産したのかという事実を確認した上で出生届けを受理する」という1961年の法務省通達があるため、代理出産であることが判明。さらに「産んだ女性が母親」という昭和37 (1962) 年最高裁判例があるため、出生届けが受理されず、2005年11月の最高裁判決でも親子関係が認められない結果となった。

特別養子	
子どもの福祉・利益を守るため	目的
家庭裁判所の審判と、市区町村への届け出により成立。実親の同意は必要。ただし、実親が行方不明・虐待や悪意の遺棄をした場合などは、実親の同意は不要。	養子縁組の成立
原則として6カ月の試験養育期間後、審判。	縁組成立までの期間
家庭裁判所への申し立て時点で6歳未満であること。ただし、6歳未満から養親のもとで養育された8歳未満の子どもも可。	養子
婚姻を結んだ夫婦で、成年でありかつ片方が25歳以上であること。	養親
養親の姓	養子が名乗る姓
養子は、実親との法的親子関係が切れ、養親とだけ親子関係を持つ。	親子関係
戸籍には養親の名前だけが記載され、養子は、実子と同様に「長男（長女）」と書かれる。ただし、但し書きの欄に「民法817条の2による裁判確定～」と書かれ、自分のルーツを辿ることはできる（血族結婚を防ぐため）。	戸籍上の表記
養子は実子と同じく「法定相続人」になり、養親のみに対し相続権と扶養義務を持つ。	法定相続人（民法上）
人数制限なしで、「法定相続人の数」に含まれる。	法定相続人（税法上）
離縁（特に養親からの）は不可。ただし、養親による虐待・悪意の遺棄などの場合、家庭裁判所は、養子、実親、検察官の請求により離縁を認め得る。	離縁

につき収入印紙800円、連絡用の郵便切手（2009年10月現在。詳細は各家庭裁判所に照

査を経て審判。審判書（決定）を受け取った後、2週間以内に産みの親からの即時抗告

表　「普通養子」と「特別養子」の違い

	普通養子
目的	家の存続のため
養子縁組の成立	養親と養子との契約と、市区町村への届け出により成立。実親の同意は不要。未成年者を養子とするときは、家庭裁判所の許可が必要。養子が 15 歳未満の場合は、法定代理人（実親など）が代わって承諾（契約）。
縁組成立までの期間	通常は約 1 ～ 2 カ月で成立。
養子	養親よりも年少者。年齢は問わない（未成年・成年も可）。
養親	成年であり、養子よりも年長者。単身者も可。
養子が名乗る姓	養親の姓
親子関係	養子は、実親との法的親子関係が継続され、実親と養親の両方を親とする。
戸籍上の表記	戸籍には実親と養親の両方の名前が記載され、養子は「養子（養女）」と書かれる。
法定相続人（民法上）	養子は実子と同じく「法定相続人」になるが、養親だけでなく実親の相続権・扶養義務も持つ。
法定相続人（税法上）	「法定相続人の数」に含まれるのは、実子がいる場合は養子 1 人まで、実子がいない場合は養子 2 人まで。
離縁	養親と養子との協議で離縁可。ただし、養子が 15 歳未満のときは、養子の法定代理人（実親など）と養親とで協議。協議後、市区町村への離縁届の届け出で離縁成立。

※家庭裁判所への普通養子・特別養子縁組申し立てに必要な費用は、養子となる者 1 人
会ください）

※特別養子縁組では、家庭裁判所に縁組申し立て後、呼び出し・家庭訪問などによる調
がなければ審判確定となり、戸籍の届け出となる。

やそれが分かった時期、代理出産に至った経緯、生まれた子どもの養育状況などを説明。また、証拠として母子手帳や、夫婦の受精卵を用いたことやそれを母・由美子さんに移殖したことの証明になるものも持参して見せた。

D家裁の調査官は、悩んでいる様子だった。

その理由の一つとしては、今後ここでの決定が、代理出産で生まれた子の親子関係についての前例になる、ということ。さらには、特別養子を認めることで、代理出産という行為を安易に考える人が出てくることになっては困る、というものだった。

また、特別養子制度はそもそも実親が子どもを育てる資格や意思を持たない場合に適応されるもので、今回のようなケースをおよそ想定したものではない。法の趣旨に照らし合わせれば、特別養子制度に適応させるのが難しいケース、との考えのようだった。調査官は「特別養子を勧めた」法務局の対応に首をかしげ、頭をしきりに悩ませてもいた。

数日後の五月初め、今度は美穂さんとともに由美子さん夫婦もD家裁に呼ばれた。

調査官は代理出産に至った経緯をあらためて家族に聞くとともに、由美子さん夫婦に「本当にお子さんを特別養子に出す意思がありますか」と確認する。

由美子さん夫婦はもちろん異論がない。特別養子に出すという書面に夫婦そろって印鑑を押した。

一カ月後、美穂さんらは今度は遼太郎ちゃんも伴って、再びD家裁を訪れた。調査官は遼太郎ちゃんの現在の写真、家の間取りの写真を見る。養親となろうとしている者（といっても血のつながった実の親なのだが）の環境が、子どもの養育にふさわしいかどうかを見るためのようだ。また、子どもの発育検査のようなものもした。周りが大きな声を出すとびっくりするなど、ごく普通に反応を示す遼太郎ちゃんの様子を見て、調査官も「発育には問題がないようですね」と判断する。

しかし、結論を出すことには迷っている。

前例がないということもそうだが、仮に家裁が特別養子の申請を却下したとしても、高等裁判所に訴えたらおそらくは認められると予想される状況にあることも、家裁の判断を難しくしているようだった。

担当の調査官は、代理出産に関して出されている資料（特別養子縁組を家裁で認める余地があるとする二〇〇七年最高裁判所判決での補足意見や、日本学術会議の報告書）を示しながら、「（こうした意見も出されているのに）どうして認めなかったのかと批難されてしまう可能性もありますし……」と言葉をにごした。

裁判所の意見とは、二〇〇七年三月、タレントの向井亜紀さん夫妻の訴えに対する最高裁判決で出たものである。ここで最高裁は「分娩者を母とする現行民法上の解釈では、向井さん夫妻を親とは認めれられない」としつつも、補足意見として「現行法上の特別養子縁組を成立させる余地はある」としている。

また、遼太郎ちゃんの出生後にまとめられた日本学術会議「生殖補助医療の在り方検討委員会」の報告書も、「代理出産禁止という基本的立場から独立して、子どもの法的地位について検討することにした」と自らのスタンスを説明した上で、「子どもの福祉の観点に立ち、家庭裁判所の判断を介して、養子縁組または特別養子縁組によって依頼夫婦との親子関係を認めるべき」としている。

家裁は、「もし家裁で今回認められなくて、高裁に訴える場合には、参考にしてください」と、これらの資料を美穂さんらに手渡した。家裁はどうやら、自分たちのところで国内初となる決定を出していいものかどうか迷っていると見える。

それから約二カ月後の八月中旬、「決定はまだかな」と思い、美穂さんは家裁に電話してみた。

裁判所は、美穂さん夫婦による子どもの養育の様子を六カ月間見てから判断しようとしていたようだ。実際、特別養子制度では、養親が六カ月以上子どもを監護《かんご》した状況を考慮するとしている。子どもが生まれてからちょうど六カ月が経とうとしていたときでもあり、美穂さんは夫と遼太郎ちゃんと三人で家裁を訪れ、母子手帳も見せて成長過程を確認してもらった。

だが、家裁はまだまだ悩んでいた。

◈特別養子を認める決定を下す

三カ月後の一一月中旬、家庭裁判所からの決定はまだ出ない。美穂さんが電話しても「まだ結論が出ていません」との返事。母・由美子さんは裁判官宛てに手紙を書いた。

「ぜひ良い決定をお願いします」

一カ月後、暮れも押し迫った時点で、家裁の書記官から連絡があった。

ドキドキしながら電話に出ると、

「たいへんお待たせいたしました。特別養子縁組が認められましたので、家裁にお越しください」

待ち望んでいた決定がようやく下った。

はやる気持ちを抑えつつ、美穂さんと由美子さんは印鑑と切手を持ってその日のうちに家裁を訪れ、特別養子縁組が認められたという「審判書」（決定）を喜びのうちに手にした。

書記官は、

「一カ月後くらいに、『確定書』がご自宅に届くと思うので、届いたら一週間以内に市役所で手続きをしてください。ただし、確定書が届くまでに決定が変わっていることもあります」と説明する。特別養子制度では、家裁による審判（決定）のあと二週間以内に産みの親から即時抗告《こうこく》がなければ審判が確定され、確定日より一〇日以内に市区町村役場に届け出ることで特別養子縁組が成立するとなっている。

年が明けて、その確定書が送られてきた。

「もし決定が変わっていたらどうしよう」

一抹の不安を覚えつつも封を開けると……、
無事、特別養子縁組を認めるという内容の確定書。家族はホッと胸をなでおろした。

美穂さんらはすぐに市役所に行って手続きをおこなった。これで晴れて、子どもは美穂さん夫婦の戸籍に入籍。辻姓を名乗れるようになったのはもちろん、戸籍には「長男」として記載され、実子と同じ扱いになった。

子どもの誕生からここに至るまで約一年。家裁の決定理由には、このような趣旨が書かれて

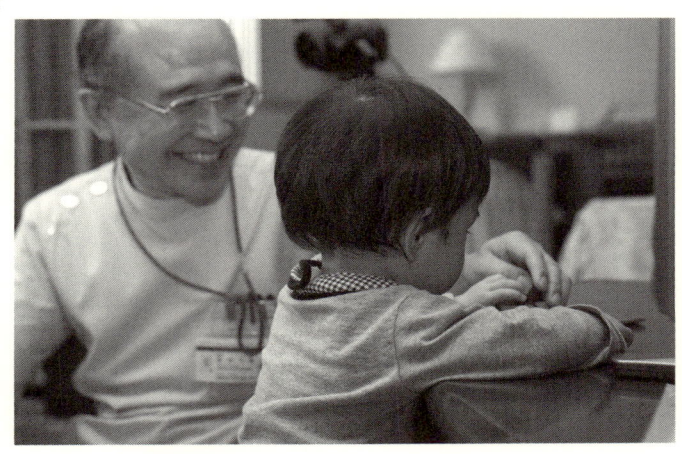

遼太郎ちゃんと根津医師

いる。
「出生した子と、血縁上の親との間にどのような関係を成立させるかについては、代理出産の是非と必ずしも連動するものではなく、出生した子の福祉を中心に検討するのが相当である。最高裁判定（向井亜紀さん夫妻の双子のケース）の補足意見でも、特別養子縁組を成立させる余地があると指摘している」
「依頼夫婦は子どもの血縁上の親であり、責任を持って監護養育していく真摯《しんし》な意向を示している。夫婦仲も円満で、愛情を持って子どもを養育しており、健康状態、居住環境、経済状態等も安定し、養親としての適格性や子どもとの適合性も問題がなく良好」
「一方、代理母夫婦は、子どもを監護養育する意向はなく、監護養育を委ねることは著しく困難または不適当である」

「よって、子どもは依頼夫婦の特別養子とすることが、その利益のために特に必要がある」

家裁も相当悩んだようだが、「子どもの福祉」を第一に考えて決定してくれたと家族は感謝している。

「これを機に代理出産も認められるようになれば……」（美穂さん）

決定書を受け取ったその後、美穂さんは根津に、特別養子縁組が認められたことをメールで知らせた。無事に認められるまでは根津に心配をかけさせまいと、経過については黙っていたのだ。

「報告前にもし途中でマスコミに知られてしまって、先生にご迷惑をかけることがあったらどうしよう、今後の人のためにもそれだけは避けたいとも思いながら、ここまでやってきました」と健太郎さんは打ち明ける。

当初は「二人だけの生活もいい」と思っていた美穂さん・健太郎さんだが、いまや遼太郎ちゃんは「なくてはならない存在」だ。

「会社の同僚と子どもの話ができるようになったし、はやく仕事を終えて家に帰ろうとも思うようになりましたね。休日に親子三人で弁当を作って出かけたりすると、なんか、こういう

のっていいなぁと思ったり」(健太郎さん)

いまの生活があるのも、根津がいたからこそと家族は言う。

「根津先生がバッシングされるのをテレビで見ると、『先生はそんな人ではない』と思う。いつも家族みんなで『先生、いまどうしておられるかな。元気かな』と気にしています」

二〇〇九年四月二一日、根津は、特別養子縁組が実現したこのケースについて公表した。さらにその直後、タレントの向井亜紀さんも、代理出産でもうけた双子の特別養子縁組が実現していたことを自身のブログを通じて公表した。

◈なぜ「分娩者=母」ルールにこだわる

これまで認められなかったこの特別養子縁組が、認められるようになったということは一歩前進だろう。そこには、向井さん夫妻の訴えに対する最高裁判所判決や、日本学術会議の「生殖補助医療の在り方検討委員会」が、特別養子縁組という選択肢を示唆したことが影響しているともいえる。

しかしそうはいっても、子どもはもともと依頼夫婦と血のつながりがある実の子であり、夫婦には養育意思もあるというのに、なぜわざわざ特別養子にならなければいけないのか、世間

辻さんのもとに届いた「確定書」

審　判　確　定　証　明　書

事件の表示　平成20年(家)第[redacted]号
特別養子縁組申立事件

当事者の表示　申立人　[redacted]
同　[redacted]
事件本人　[redacted]

審判年月日　平成20年12月[redacted]日

確定年月日　平成21年1月[redacted]日

上記のとおり証明する。

平成21年1月[redacted]日
[redacted]家庭裁判所[redacted]支部家事[redacted]係
裁判所書記官　[redacted]

一般の目から見ればやっぱり理解しにくい話ではある。

特別養子は実子と同様の権利・義務を持つとはいえ、養子縁組が成立するまでにやはりそれなりの手続きと期間が必要である以上は不都合もある。

辻美穂さん夫妻の場合、遼太郎ちゃんの出生届け提出から特別養子縁組が認められるまでの一年間は、遼太郎ちゃんは代理母夫婦の戸籍と住民票に入っていたので、児童手当は代理母の夫の口座に振り込まれることになり、自治体の乳幼児健診や予防接種なども代理母夫婦の自治体までわざわざ出向いて受けなければいけなかった。

美穂さん夫妻と、代理母である由美子さん夫妻の家の距離は車で約四〇分。通えない距離ではないが、これがもし遠距離のケースとなれば家族にも、なにより幼い子どもの体に負担を強いるだろう。

それだけではない。健康保険についても、遼太郎ちゃんは代理母の夫の扶養に入らなければならず、それでは代理母の夫の会社に事情が分かってしまう。そのため、遼太郎ちゃん一人だけ国民健康保険に加入した（美穂さんは市役所に事情をすべて話していたので、この加入手続きはスムーズにいった）。

その後、特別養子縁組が成立・入籍できてようやく健康保険は血のつながった父・健太郎さんの扶養に入り、児童手当も乳幼児健診等も本来あるべき形で受けられるようになったのだが、最初から実子として認められていれば、このような苦労はしなくて済んだはずだ。

いったんは向井さん夫妻が勝訴した二〇〇六年九月の東京高等裁判所判決も、次のように述べて実子としての出生届け受理を品川区に命じている。

「子どもの身分関係（親子関係）を早急に確定させることは子の福祉にかなう」「依頼夫婦を法的な親とすることが最も子の福祉にかなう」

それでもなお、最高裁が東京高裁の判決をくつがえし、日本学術会議報告書も最高裁と同じ考えを示すのは、「その子を産んだ女性が母親」という「分娩者＝（イコール）母」ルールにあくまでこだわるからだ。

これまでの議論をふり返ると

◈民法ではなく判例による「分娩者＝母」ルール

なぜわが国では、「産んだ女性が母」（「分娩者＝母」）というルールが堅持《けんじ》されているのか。いまの民法を見てみると、まず「結婚した男女」の間に生まれた子（嫡出子《ちゃくしゅつし》）については、次のように述べている。

民法七七二条
1　妻が婚姻中に懐胎《かいたい》した子は、夫の子と推定する。
2　婚姻成立の日から二〇〇日後、または婚姻の解消もしくは取消の日から三〇〇日以内に生まれた子は、婚姻中に懐胎したものと推定する。

簡単に言えば、母親については民法では特に規定はしておらず、父親については「産んだ女性と結婚している男性が父親だと『推定』される」ということだ。もっといえば、父親の地位とは、子どもと血のつながりがあるかどうかにかかわらず、「推定」によって確立されるということを意味している。また、母親の地位が定まって初めて、父親の地位が定まるということも意味する。

母親の定義が明確に示されていないのは、民法が自然妊娠・分娩によってでしか子どもが生まれない時代に作られたものであり、特に明確に定義しなくても、産んだ女性が当然血縁上の母であると踏まえていたためと考えられる。

次に、「結婚していない男女」の間に生まれた子（非嫡出子）については、次のように述べている。

民法七七九条

嫡出でない子は、その父または母がこれを認知することができる。

つまり、非嫡出子については、その子を認知した女性が母親、認知した男性が父親となるということだ。

しかし、このうちの「認知した女性が母親」の部分は、現在は意味をなさないものとなっている。

というのも、昭和三七年（一九六二年）の最高裁判決において、「母の認知がなくても、産んだ女性が母親と認められる」という文言が示されたからだ。

この裁判は、非嫡出子として産んだわが子を、本妻の子として出生届けされてしまった女性が、子どもが成人してから「自分が産んだ実の子だ」と訴えたケースだ。最高裁はこのとき、産んだ女性の訴えを認めたとともに、主文としてではなく「附言するに」という前置きをした中で、「母とその非嫡出子との間の親子関係は、原則として、母の認知を俟《ま》たず、分娩の事実をもって認められる」と述べた。

これにより、非嫡出子の母親については、産んだ女性が母であるというルール（「分娩者＝母」ルール）が明確化され、母親の認知の必要はなくなった。またこのルールは、民法で明確に定義されていない嫡出子の母親についても当てはめられることとなった。

あくまでも主文ではなく「附言」のなかで言われ、「原則として」という文言も入っているルールにもかかわらず、すべての母子の関係を決定するものとなった理由としては、子どもが出生したと同時に産んだ女性との間に早期に母子関係を確定させることが、たとえ父親はいなかったとしても少なくとも母親はいることになるので、子の福祉にかなうと考えられたからともいわれている。

しかし、生殖医療技術の進歩により非配偶者間の人工授精や体外受精、さらには代理出産も可能となった現在、こうした生殖医療で生まれた子についても「分娩者＝母」ルールをこのまま一律に適用していいのか、だれを法律上の母親・父親としたらいいのかという課題が浮上するようになってきた。

自然妊娠・分娩と、産んだ女性が子の血縁上の母であるとしか考えられない時代に設けられたルールであり、あくまで「原則として」と述べられているものだから、代理出産や卵子提供などの場合はこの原則は適用されないのではないかなどの意見もある。

◈諸外国の動きは

ひるがえって諸外国を見ると、日本よりもいち早く、生殖医療の実施をどこまで認めるかや、実際にそうした技術で生まれてきた子の法的親子関係をどうすべきかについて議論し、法律などを整備している国もある（コラム「生殖医療をめぐる各国の法制度」二〇七頁を参照）。

まず生殖医療の実施をどこまで認めるかについてだが、非配偶者間の人工授精・体外受精の実施については、法律や規定の有無はともかく実質的に容認している国が多い。一方で、代理出産の実施については、法律や規定の有無はともかく実質的に禁止している国と、容認している国（商業的代理出産は禁止している国も含む）とに分かれるが、ただ、「禁止国に分類されている国でも、商業的代理出産や斡旋を禁止しているだけと見られる国も少なくない」など諸説あり、実態が分かりくい・明確には分類しにくい部分もある。

次に法的な親子関係についてだが、日本と同様に「分娩者＝母」ルールを原則としている国が主流である。よって、非配偶者間の人工授精・体外受精で生まれた子については、たとえ子と血のつながりがないとしても「実施を依頼した男女（依頼夫婦）」を親と認めている国が多い。しかし代理出産で生まれた子については、実施禁止の国では依頼夫婦を親とは認めず、あくまでも「産んだ女性が母」としている国が多いとされる。たとえ子と依頼夫婦との間に血のつながりがあったとしてもだ。

具体的に国を見ていくと、ドイツでは一九九〇年制定の「胚保護法」等において代理出産の実施を禁止し、代理出産で生まれた子の母親はあくまでも「産んだ女性」としている。また、代理出産で生まれた子と依頼夫婦との養子縁組すらも認めていない。もし養子縁組を認めてし

親子関係をめぐる主な裁判（アメリカ）

判例名	事件の内容	判決	だれを親と認めたか
1988年ベビーM事件	依頼夫婦の夫の精子を、代理母となる女性に人工授精して代理出産したが、代理母が依頼夫婦への子の引渡しを拒否して起きた裁判	父親は依頼夫婦の夫、母親は代理母、親権を持つのは依頼母とし、代理母には訪問権を認めた（ニュージャージー州最高裁）。	「依頼者夫婦の夫」が父親、「産んだ女性」が母親。
1993年カルバート判決	カルバート夫婦が体外受精により自らの受精卵を代理母に移植して子どもを得たが、代理母が子どもの養育権を主張	「親として子どもを養育する意思のあるものを親とする」とし、依頼夫婦が親であるとした（カリフォルニア州最高裁）。	「依頼夫婦」が親
1998年ブザンカ判決	ブザンカ夫婦が卵子と精子両方の提供を受け、さらに別の女性に代理出産を依頼したが、子の出生前に夫が離婚訴訟し、子の養育義務はないと主張した。	妻に監護権、夫に養育費の支払いが命じられた（カリフォルニア州控訴裁）。	「依頼夫婦」が親

参考：遠藤直哉弁護士作成資料（左の表も）

まえば、結果として代理出産実施を認めることになりかねないと考えるからのようだ。

フランスでは一九九四年に「生命倫理法」と総称される三つの法律が制定された。代理出産については「禁止している国」と解釈されているが、実際には代理出産の実施を明確に禁止する規定はないといわれる。ただし、代理出産の「契約」について民法で「無効」としているほか、代理出産の「斡旋」については刑法で高額な罰金を科して禁止している。

一方、母子関係の規定はフランスにはないが、ローマ法の慣習で「産んだ

親子関係をめぐる主な裁判（日本）

判例名	事件の内容	判決	だれを親と認めたか
昭和37(1962)年最高裁判決	非嫡出子として産んだわが子を、本妻の実子として入籍されてしまった女性が、わが子だと訴えた裁判	分娩の事実を持って母とする（原告勝訴）	「産んだ女性」が母親（「分娩者＝母」ルールが明確化）
平成17(2005)年最高裁判決（関西在住の50歳代夫婦のケース）	アメリカで、関西在住の50歳代夫婦が夫の精子と第三者の女性の卵子を体外受精し、さらに別の女性を代理母として双子を設けたが、日本での出生届け不受理となり、その撤回を求めた裁判。	出生届けの不受理が確定（原告敗訴）	「産んだ女性」が母親
平成18(2006)年最高裁判決	実子でない子を「実子」として出生届けを出し、養育した後になって「親子関係はなかった」と親や兄弟が相続絡みで確認を求めた裁判。	訴えは「権利濫用」であり認められない（原告敗訴）	「養育した者」が親
平成19(2007)年最高裁判決（向井亜紀さん夫婦のケース）	向井夫妻が自らの精子・卵子を使い、アメリカで代理出産により双子をもうけたが、日本での出生届けが不受理となり、その撤回を求めた裁判。	出生届けの不受理が確定（原告敗訴）	「産んだ女性」が母親

女性が母」と解釈されている。また判例により子どもと依頼夫婦との間の養子縁組が認められていないほか、代理出産で生まれた子を実子として届け出た依頼夫婦は「子どもの身分偽装」で罰せられるとされている。

代理出産を禁止している国であっても、実際には海外などで実施する人は多く、禁止に反発する意識もまた強いといわれる。フランスでは近年、国民の六〇％以上が代理出産に賛成しているとの調査結果や、依頼夫婦を親と認める判決もあり、二〇一〇年頃に予定される生命倫理法改正に影響を与えるとの見方もある。

◈代理出産を認めるべきという声

一方、原則としては「分娩者＝母」ルールを採用しながらも、代理出産で生まれた子については「依頼夫婦」を親と認めている国や、養子縁組によって親子関係を認めている国もまたある。

イギリスでは商業目的以外の代理出産は認めており、生まれた子の母はいったん代理母としつつも裁判所で「依頼夫婦」を親と認める道を設けている。

韓国も、特に規定はないが商業目的以外の代理出産は認めており、子どもは代理母の夫が「親子関係不存在」の確認をし、依頼夫が認知し、依頼母が養子縁組して「依頼夫婦の子」となる。

アメリカでは、代理出産の実施を認めている州・認めていない州、特に規定のない州とがある。年一〇〇〇件のペースで代理出産がおこなわれ、すでに累計四万件近くに達するともいわれるが、子の親はだれなのかを争う裁判も起きた。といっても全体で十数件程度なのだが、親子関係を考える上で注目された。

代表例を挙げて追っていこう。

まず、依頼夫婦の夫の精子を代理母となる女性に注入する「人工授精型による代理出産」をし、代理母が子の引渡しを拒否したという「ベビーM事件」（一九八八年）では、「依頼夫婦の夫」を父、「産んだ女性（代理母）」を母とする判決が出た。この場合、生まれた子は遺伝的にも「依頼夫婦の夫」が父、「産んだ女性（代理母）」が母であったためこうした判決が出たと考えられるが、親権は依頼母とされた。

その後、人工授精型だけでなく「体外受精型の代理出産」もおこなわれるようになっていく。依頼夫妻が自らの受精卵を代理母に移植して子を授かり、代理母が子どもの養育権を主張した事件では、遺伝的にも実の両親であり養育意思のある「依頼夫婦」を親とする判決が下された（一九九三年、カルバート判決）。

さらに一九九八年には、依頼夫婦が精子・卵子両方の提供を受け、さらに別の女性に代理出産を依頼しておきながら、子の誕生前に依頼夫が離婚訴訟し子の養育権はないと主張する裁判が起きたが、判決は「依頼夫婦」を親とし、妻に子の監護権、夫に養育費の支払いを命じた（ブザンカ判決）。

つまり、依頼夫婦と子どもとの間に遺伝的つながりがまったくないケースについても「依頼夫婦が親」とする判決が出るようになったわけだ。

生殖医療の普及に伴いアメリカでは、こうした医療で生まれた子の親子関係について規定す代理出産が認められる場合の規定や、代理懐胎契約が有効と認められる要件、親子関係確定の方法（依頼者を親と認める）などを定めているが、採否は各州に委ねられている。2002 年改定では、非婚カップルも代理出産を依頼できることになった。代理出産の諸経費は、米国在住者の場合は 580 ～ 750 万円、日本から渡航治療の際は最低でも 700 万～ 945 万円必要。

【韓国】2004 年に「生命倫理および安全に関する法律」を制定し、配偶子（精子・卵子）の売買を禁止した。しかし、代理出産については規定がなく検討中といわれる。大韓医師協会は 2001 年の「医師倫理指針」で有償契約を禁止している。代理出産の諸費用は 65 ～ 1166 万円。親子関係は、代理母の夫が子に「親子関係不存在」の確認をし、依頼夫は子を「婚外子」として認知して父になる。依頼母が母となるには養子縁組が必要。

●「代理出産容認」「依頼夫婦が親」を検討中の国

【台湾】1994 ～ 2003 年に代理出産禁止の行政令があったが、議員の間から認めるべきとの声が上がり、2007 年 3 月 5 日に新設された「人工生殖法」では「代理出産禁止」の条項は削除された。現在は特に規定がないが、「代理懐胎人工生殖法」草案を衛生省で審議中。「営利目的の活動は禁止」「代理母になる女性は国籍不問だが 20 ～ 40 歳で出産経験があり、子がいる者」「依頼母と違う世代の女性は代理母になれない」など一定の条件下の実施を認める検討がなされている。生まれた子については、実施が禁止されていた当時から依頼夫婦との養子縁組を認めていたが、現在、代理母を母として依頼夫婦に養子縁組する方法や、あらかじめ依頼夫婦を親とする方法を検討中。

表：代理出産「禁止 / 容認」の国と親子関係

※禁止国でも、非商業的や体外受精型の実施は認めるところもあるなど諸説あり、分類しにくい部分もある。アメリカは、代理出産を合法とも違法ともしていない州が半数を占める。

<table>
<tr><td colspan="2">代理出産「禁止」の国</td><td colspan="2">代理出産「容認」の国
（商業的代理出産は禁止の国も含む）</td></tr>
<tr><td colspan="2">アメリカ一部州（アリゾナ、ワシントン、ユタ、ニューメキシコ、ミシガン等）／オーストラリア一部州／スウェーデン／ノルウェー／デンマーク／スイス／オーストリア／ドイツ／フランス／イタリア／中国</td><td colspan="2">アメリカ一部州（カリフォルニア、マサチューセッツ、ネバダ、バージニア等）／オーストラリア一部州／カナダ／イギリス／スペイン／オランダ／ベルギー／フィンランド／ロシア／ハンガリー／イスラエル／香港／韓国（規定なし）／台湾（検討中）</td></tr>
<tr><td>「分娩者＝母」とし、依頼夫婦と養子縁組「不可」の国</td><td>「分娩者＝母」とし、依頼夫婦と養子縁組「可」の国</td><td>依頼夫婦を親とする国</td><td>「分娩者＝母」とし、依頼夫婦と養子縁組「可」の国</td></tr>
<tr><td>ドイツ／フランス／スウェーデン／中国</td><td>アメリカ</td><td>アメリカ／イギリス／台湾（検討中）</td><td>アメリカ／イギリス／韓国／台湾（検討中）</td></tr>
</table>

参考：法制審議会・生殖補助医療関連親子法制部会「要綱中間試案の補足説明」、日本学術会議「生殖補助医療の在り方検討委員会」資料、厚労省「生殖補助医療に係る諸外国の現状調査」ほか

コラム

……生殖医療をめぐる各国の法制度……

諸外国では、生殖医療の実施や、生まれた子の親子関係についての法制定が 1990 年ごろからおこなわれてきた。非配偶者間の人工授精・体外受精については、精子提供・卵子提供であっても依頼夫婦の子としている場合が多い。代理出産については禁止・容認の国に分かれ、禁止国では生まれた子について「母は産んだ女性（代理母）」とする場合が多い。代理出産に刑罰を課し禁止する国もあるがこれは少数派で、代理出産を認める国が商業的代理出産については刑罰で禁止している場合は比較的多いといわれる。以下、代表的な国の状況を紹介する。

●「代理出産禁止」「産んだ女性が母」の国

【ドイツ】代理母斡旋（生まれた子の引渡し・養子目的含む）の禁止・罰則等を定めた「養子斡旋および代理母斡旋禁止に関する法律」を 1989 年に、また「遺伝子技術規制法」「胚保護法」を 1990 年に制定し、不正な生殖技術を罰則で禁止した。これらを前提として 1997 年および 2002 年、民法を改正して親子関係を明確化。生殖補助医療で生まれた子も自然懐胎の子と同様に「産んだ女性が母」としている（民法 1591 条）。

●「代理出産契約は無効」「産んだ女性が母」の国

【フランス】1983 年から 10 年余りの検討を経て、「人体尊重法」「移植・生殖法」「記名データ法」の 3 つの法律からなる「生命倫理法」（総称）を 1994 年に制定し、先端医療技術を包括的に規制した（2004 年改定）。「代理出産禁止国」として分類されるが、代理出産実施を明確に禁止する規定はない。ただし、民法では代理出産の「契約」について公序良俗違反に当たり「無効」としており、刑法では営利的な代理出産の斡旋を高額な罰金で禁止している。母子関係についての規定はないが、ローマ法の慣習で「産んだ女性が母」と見なされており、代理出産で生まれた子についても同じ。子と依頼夫婦との間の養子縁組も判例では認めていない。実子として届け出た依頼夫婦は「子の身分偽装」で罰せられる。しかし近年、依頼夫婦の子と認める裁判もあり、2010 年頃に予定の生命倫理法改定に影響を与えると見られる。

●「代理出産容認」「依頼夫婦が親」の国

【イギリス】1985 年に「代理懐胎取り決め法」を制定した。非営利の代理出産は認めているが、営利目的の代理出産の斡旋・広告は刑罰で禁止。当事者や医師は罰せられない。1990 年には「ヒトの受精および胚研究に関する法律」（HFE 法）を制定し、精子・卵子・胚（受精卵）の研究利用等を認可制の下に置く規制枠組みを定め、禁止行為や親子関係も規定した。許容された生殖医療で生まれた子については、HFE 法 27 条第 1 項で「産んだ女性が母」を原則としているが、代理出産（非営利・結婚している依頼夫婦で片方が生物学的親の場合）で生まれた子については、ＨＦＥ法第 30 条に基づき、いったんは代理母（産んだ女性）を母、依頼男性を父とした上で、裁判所で親決定をして「依頼夫婦の実子」とできる。児童・養子縁組法に基づく養子縁組もできる。代理出産の諸費用は、1 周期 72 万円に、別途カウンセリング費用、代理母への支払いは 0 ～ 300 万円と幅があり平均 95 万円。

【アメリカ】医療行為を連邦レベルで規制する法律はなく、代理出産については禁止する州・認める州（商業的代理出産は禁止する州を含む）・特に規定のない州とがある。生殖医療により生まれた子の親子関係は各州法で定めており、この州法のモデルとして、統一州法委員全国会議（NCCUSL）が作成した「統一親子関係法」（2000 年制定、2002 年改定）がある。同法では、る州も現れてきた。法律が州ごとに異なる中でアメリカは、親子関係について各州法のモデルとなる「統一親子関係法」（一九七三年）や、「技術援助によって懐胎した子の地位に関する統一法」（一九八八年）を、統一州法委員全国会議（ＮＣＣＵＳＬ）で順次制定し、最終的にそれらは二〇〇〇年に全面改定された「統一親子関係法」に一本化された。

この新・統一親子関係法は二〇〇二年にさらに改定され、卵子・精子・胚提供のほか、代理出産で生まれた子についても養育意思のある依頼夫婦を親と認めることや、そのための裁判所等での手続きの手順などを示している。代理出産に関する条項を採用するかどうかは各州の判断に委ねられているが、こうした法整備により手続きも明確になり、子どもの引渡し等をめぐるトラブルもなくなってきているといわれている。

◈日本における議論

一方、日本では生殖医療の実施や親子関係について定めた国レベルの法律はいまだなく、医療行為の実施についてのみ日本産科婦人科学会（日産婦）が会告で定めているだけだ。

非配偶者間人工授精（ＡＩＤ）に関しては一九四八年に慶應義塾大学病院で実施（翌年八月誕生）されたのを皮切りに、その後は日産婦の会告や規制のない中で実施が広がり、ＡＩＤを認める会告を日産婦が出したのは五〇年後の一九九七年だった。

そして、一九八三年に東北大学医学部付属病院で国内初の体外受精児が誕生すると、日産婦は同年、「体外受精は婚姻している夫婦間の実施に限り、受精卵は採取した女性に戻す」という会告を出し、これによって非配偶者間体外受精や代理出産はできないこととなった。

しかし、「これはあくまで一団体の決めたルールに過ぎず、また不妊に悩む患者家族の立場に立ったものでない」というのが、根津の考えである。そして、多くの日本人夫婦が海外に渡り、精子・卵子・胚（受精卵）の提供による非配偶者間体外受精や、代理出産をおこなっている実態もクローズアップされるようになってきた。

そうしたなか、では国レベルではどういう方向付けや法整備をしていくのかということに、ようやく話が動いていく。一九九八年以降、旧厚生省（現・厚生労働省）では生殖医療の実施をどこまで認めるかという検討が、一方で法務省では、生殖医療で生まれた子の法律上の親をだれとするかの検討が始まった。

まず、一九九八年一〇月〜二〇〇〇年一二月に旧厚生省・厚生科学審議会先端医療技術評価部会の下に「生殖補助医療技術に関する専門委員会」が設置され、ここでまとめられた報告書では、非営利での配偶者以外からの精子・卵子・胚（受精卵）の提供は認める、つまり非配偶者間人工授精・体外受精を認めるとした。また、匿名の第三者からだけでなく兄弟姉妹からの提供も、ほかに提供者がなく問題なしと判断される場合は特例で認めるとした。

しかし、代理出産については、「懐胎中に代理母と子との間に絆が生まれ、子の引渡しをめぐるトラブルが生じる」「子の福祉に反する事態を生ずる」「代理母となる女性の身体を生殖の手段とし、リスクを負わせる」などの可能性があるとの理由で、営利・非営利とも実施やあっせんを罰則で禁止すべきとした。

次に、この報告書を受けて二〇〇一年七月～二〇〇三年四月に開かれた厚生労働省・厚生科学審議会「生殖補助医療部会」では、前回報告書同様に配偶者以外からの精子・卵子・胚の提供は認めてよいとしたが、ただし兄弟姉妹からの提供については一転、「家族関係を複雑にする恐れがある」として当面不可とした。また、代理出産については再び「禁止すべき」とした。

そして、この報告書が出た翌月の二〇〇三年五月、日産婦は「代理出産を禁止する」という会告をあらためて出す。

一方、この厚労省の議論と並行して二〇〇一年四月～二〇〇三年七月に開かれた法務省・法制審議会「生殖補助医療関連親子法制部会」の要綱中間試案の補足説明では、厚労省での検討も踏まえ、非配偶者間人工授精・体外受精で生まれた子の親は依頼夫婦（産んだ女性と夫）と認

表「代理出産」ほか生殖医療をめぐる日本での議論の流れ　※吹きだし内は各報告書の内容

年	旧厚生省・現厚生労働省	法務省	日本産科婦人科学会	日本学術会議	主な出来事・裁判等
1983			1983 年 10 月 会告「体外受精・胚移植に関する見解」発表	●体外受精は夫婦間に限り、受精卵は採取した女性に戻す	【1983 年】東北大で日本初の体外受精児誕生 【1991 年】「卵子提供・代理母出産情報センター」が東京に開設。多くの日本人夫婦が治療に海外へ
1997			1997 年 5 月 会告「非配偶者間人工授精と精子提供に関する見解」発表	●非営利の配偶者間人工授精を婚姻した夫婦に認める	
1998	**1998 年 10 月（～ 2000 年 12 月開催）** **旧厚生省厚生科学審議会先端医療技術評価部会「生殖補助医療技術に関する専門委員会」**	●非営利の非配偶者間の人工授精・体外受精は可。兄弟姉妹からの精子・卵子・胚提供も特例で可 ●代理出産の施術・斡旋は罰則で禁止			【1998 年 6 月】根津医師が非配偶者間体外受精の実施を公表
2000	2000 年 12 月 28 日発表「精子・卵子・胚の提供等による生殖補助医療のあり方についての報告書」				
2001	**2001 年 7 月（～ 2003 年 4 月開催）** **厚生労働省厚生科学審議会「生殖補助医療部会」**	**2001 年 4 月（～ 2003 年 7 月開催）** **法務省法制審議会「生殖補助医療関連親子法制部会」**			
2003	2003 年 4 月 28 日発表「精子・卵子・胚の提供等による生殖補助医療制度の整備に関する報告書」	2003 年 7 月 15 日発表「精子・卵子・胚の提供等による生殖補助医療により出生した子の親子関係に関する民法の特例に関する要綱中間試案」および「補足説明」	2003 年 5 月 会告「代理懐胎に関する見解」発表	●代理出産は禁止	【2003 年 11 月】向井亜紀さん夫妻が代理出産で双子を得る 【2004 年 2 月】関西在住夫婦が代理出産で得た双子（2002 年 10 月出生）の出生届けが不受理に 【2004 年 5 月】向井亜紀さんの双子（2003 年 11 月出生）の出生届けが不受理に 【2004 年 8 月】出生届け不受理撤回を求める裁判。関西在住夫婦が神戸家裁で敗訴 【2005 年 5 月】関西在住夫婦が大阪高裁で敗訴 【2005 年 11 月 24 日】関西在住夫婦が最高裁で敗訴 【2005 年 11 月】向井さん夫妻が東京家裁で敗訴
2006	●非営利の非配偶者間の人工授精・体外受精は可。兄弟姉妹からの精子・卵子・胚提供は不可 ●代理出産の施術・斡旋は罰則で禁止	●非配偶者間の人工授精・体外受精で生まれた子の親は依頼者夫婦 ●代理出産契約は民法 90 条の公序良俗違反に当たり無効。分娩者を母とする	●代理出産は原則禁止。試行的実施は認める。営利目的で実施した斡旋者・医師・依頼者には刑罰	**2006 年 12 月（～ 2008 年 3 月開催）** **日本学術会議「生殖補助医療の在り方検討委員会」**	【2006 年 9 月】向井さん夫妻が東京高裁で勝訴 【2007 年 3 月】向井さん夫妻が最高裁で敗訴
2008				2008 年 4 月 8 日発表「体外報告・代理出産を中心とする生殖補助医療の課題―社会的合意に向けて」	【2008 年 7 月】JISART が非配偶者間体外受精の実施ガイドラインを発表（2009 年 2 月、出産を発表）インドで日本人夫婦が代理出産により得た子が一時無国籍に

2009 年 10 月末現在、わが国では生殖医療に関する法律はなく、代理出産は国レベルでは禁止も容認もされていない。

められるとした。

しかし代理出産については、「厚労省における検討でも禁止の方向にあるため、これに反しておこなわれた代理出産契約は、民法九〇条の公序良俗違反にあたり無効になると考えられる」とした（民法九〇条では、「公の秩序又は善良の風俗に反する事項を目的とする法律行為は、無効とする」と定めている）。

また、代理出産契約は無効とされるにもかかわらず、それでも代理出産で生まれた子については、母は現行制度に沿って「産んだ女性」とし、父もまた現行制度に沿って判断する（産んだ女性が結婚していればその夫を父と推定、未婚であれば認知した男性を父とする）としている。

◈代理出産をめぐる二つの裁判

厚労省・法務省審議会での検討結果はすぐに立法へと進む予定だったが、そうならなかった。根津も参加する「妊娠・出産をめぐる自己決定権を支える会」（略称ＦＲＯＭ、会長：故飯塚理八・元日産婦会長）や、自らも不妊治療経験のある野田聖子国会議員らが、代理出産を刑罰で禁止することなどに反対したほか、ちょうどこのころ日本では、代理出産で生まれた子と依頼夫婦との親子関係を認めるよう求めた裁判も二つ起きたからだ。

一つは、二〇〇二年一〇月にアメリカで卵子提供および代理出産により双子をもうけた関西在住の五〇歳代（当時）夫婦のケース。

もう一つは、子宮頸がんにより子宮全摘手術を受け、二〇〇三年一一月にやはりアメリカで代理出産により双子をもうけた向井亜紀さん夫妻のケースだ。

二ケースとも、アメリカでは州法に則った手続きをとり「双子は依頼夫婦の子」と現地裁判所で認められたが、日本に戻り地元市区町村役場に自分たち夫婦（依頼夫婦）の子として出生届けを出したところ受理されなかった。これにより子どもたちは日本では法律上の親がいない状態に陥ってしまい、役場に出生届けを受理するよう求めたという裁判だ。

関西の夫婦の場合は、「出生届け提出の際、母となる女性が五〇歳以上の場合は、子どもを産んだのは本当にその女性かを確かめなければいけない」という一九六一年の法務省通達があるため代理出産したことが役場に分かり、出生届けが受理されなかった。

裁判の結果は、二〇〇四年八月の神戸家裁では敗訴、二〇〇五年五月の大阪高裁でも、日本の法律に照らせば「分娩者＝母」がルールとされているので双子は依頼夫婦の子とは認められないとされ敗訴、さらに同年一一月の最高裁でも敗訴となった。

一方、向井亜紀さん夫妻のケースの場合は、二〇〇五年一一月の東京家裁では敗訴したが、二〇〇六年九月の東京高裁では勝訴した。

◈外国判決は公序良俗違反にあたる…

向井さんの東京高裁では、「双子は依頼夫婦（向井さん夫婦）の子である」と認めたアメリカの裁判所の判決（決定）が、日本でも認められるかどうかという点で争われた。外国判決が日本で認められるには、民事訴訟法一一八条三号にある「判決の内容及び訴訟手続きが、日本における公の秩序又は善良の風俗に反しないこと」という条件をクリアしていることが必要だ。

東京高裁は、この一一八条三号をクリアしていると判断（つまり、公序良俗違反には当たらないと判断）して、「双子は依頼夫婦の子である」としたアメリカの裁判所の判決は日本で認められるとした。また、「子どもの身分関係を早急に確定させることが子の福祉に資する」「依頼夫婦は子どもを養育する意思があり、依頼夫婦による養育が最も子の福祉にかなう」とも述べている。

さらに、依頼夫婦は代理母夫婦と現地州法に基づく正式な手続きをしたうえで代理出産に臨んでいること、有償契約だが子の対価ではなく経費であると認められること、代理母には中絶する・しない権利も認めており代理母に強制しているものではなく尊厳を侵害する要素は見られないこと等も挙げ、厚生科学審議会「生殖補助医療部会」が代理出産禁止の理由としている

「人を専ら生殖の手段として扱う」「商業主義」「人間の尊厳の侵害」などには当てはまらないとも述べている。

そしてまた、わが国では代理出産契約を明らかに禁止する規定はなく、代理出産を否定するだけの社会通念が確立されているわけではないとも記している。

しかし、二〇〇七年三月の最高裁では一転、敗訴となった。最高裁はアメリカ裁判所の判決について、日本の民事訴訟法一一八条三号でいう公序良俗に違反するものだと判断したのだ。

理由は、「親子関係の規定は社会の根幹を成すもののため、一義的に明確な基準で一律に決められなければならない。よって、日本の民法が親子関係を認めていない者の間に親子関係を認める外国判決は公序良俗違反にあたると考えられるから無効である」というものだ。そして、「外国判決が無効である以上は日本法で対応することになるので『分娩者＝母』ルールが適用され、依頼夫婦と子どもとの間に親子関係は認められない」とした。

また、補足意見では、「代理出産で生まれた子の親を依頼夫婦と認めてしまうと、今度は卵子提供で生まれた子の母はだれになるのかなど個別の事案ごとに判断しなければいけなくなるので、親子関係が不安定になり判断にばらつきも出て『子の福祉』にかかわることになる」「向井さん夫妻の双子の福祉という観点から考えれば、親子関係を認めることがその福祉にかなうといえるかもしれないが、親子関係は身分法秩序の根幹をなす基本原則なので、関係当事者の権利利益を保護すべきか否かの側面だけでなく、我が国の身分法秩序等に与える影響を考えなければいけない」との内容も述べている。

こうして最高裁と東京高裁の判決とを比べてみると、最高裁では「個別の」子の福祉よりも、「全体の」子の福祉を優先すると言っているようにも感じられる。しかし、最近さまざまな分野で「個別対応の重要性」「一人ひとりを大事にする社会が必要」とも叫ばれているなか、一人ひとりに重きを置かない全体の福祉というものが果たしてあり得るのかという気もしなくはない。

最高裁では、現在の日本の民法がいまのような生殖医療技術を想定していない時代に作られたものであるため、医療法制・親子法制の両面にわたる「立法」が必要だとも述べている。そうした法整備がない現在の状況下では、「分娩者＝母」という原則を覆してまで依頼夫婦を親と認めることはできないとの考えだ。

また、補足意見では、事情を考慮すれば、子どもと依頼夫婦との間に「特別養子縁組」を成立させる余地はあるとも付け加えている。

議論は日本学術会議に移って

◈医療・法律の専門家だけの議論では限界

こうして二〇〇七年三月の最高裁判決は、生殖医療に関して医療法制・親子法制の両面における立法が必要だと示唆して終わったが、結局のところ議論は立法府ではなく日本学術会議に移ることとなった。この最高裁判決に先立つ二〇〇六年一一月、厚生労働省・法務省は日本学術会議に生殖医療に関する審議を依頼。これは、向井さんの同年九月の東京高裁勝訴や、根津の代理出産実施公表を受けての議論の仕切り直しとも考えられた。かくして、二〇〇六年一二月～二〇〇八年三月に日本学術会議で「生殖補助医療の在り方検討委員会」が計一七回にわたって開催されたのである。

日本学術会議は、学術に関するさまざまな分野の有識者で構成する組織。「行政、産業及び国民生活に科学を反映、浸透させることを目的」として、一九四九年一月、内閣総理大臣の所轄のもと、政府から独立して職務をおこなう「特別の機関」として設立された。

また、ここで議論されまとめられた報告書には法的な決定権はないものの、国会において立法化される際などに参考意見として採用されることとなる。

「生殖補助医療の在り方検討委員会」は、委員長含め一四人の委員によって構成されており、その専門領域は小児医療、産婦人科医療、民法、生命倫理など広範にまたがる。

厚労省・法務省から日本学術会議に送られた審議依頼書を見ると、「生殖補助医療の問題についてこれまでも審議会等で検討してきたが、幅広い問題を含むことから医療・法律の専門家だけの議論では限界があり、学術の最高の有識者で構成される貴会議で議論をしてほしい」と述べており、では何を審議してほしいかの内容については「代理懐胎（代理出産）を中心に生殖補助医療をめぐる諸問題について審議してご意見を頂戴したい」と述べているだけである。

そのため委員会の最初では、委員の間から「生殖補助医療の諸問題と言われてもテーマはあまりにも幅広く、どこからどこまでをどう審議すればいいのか」「そもそもこうした課題は日本学術会議ではなく国会で議論して決めることだ」「議論は結局まとまらないのではないか」という困惑の意見も出ていた。そして、ここでの報告書でまとめるべきことは代理出産の是非ではなく、〈認める〉〈認めない〉の両論併記や論点整理にとどめるべきだろうとも話していた。

結局、主に依頼母の卵子を使う体外受精型の代理出産をテーマに審議されてきたが、審議の内容は傍から見ると専門的ゆえに難解だったともいえる。傍聴していた記者の間からもしばしば、「何を言っているのか難しくて分からない」というため息が聞こえ、委員のなかからも同様の声が聞こえてきたほどだ。医療・法律・生命倫理……とさまざまな専門分野の専門家が集っているのである。いくら一人ひとりは最高の有識者たちとはいえ、自分とは異なる専門領域の専門家の話を聞き合うというのは、やはり相当な苦労かもしれない。

◈「代理出産原則禁止」とする内容は

外国の法律はどうか、裁判はどのようなアプローチで判決が出されたか……専門的な話は、それはもちろん知るべき話なのだが、やはりそれだけだと専門的すぎて核心に迫れないような、何かが足りないということに気が付かざるをえなくなる。患者当事者の視点だ。

委員会の第八回目にあたる二〇〇七年八月二四日には、向井亜紀さんや根津も意見を述べる機会を与えられはしたが、当事者らの発言が公式に認められたのはその程度であり、委員として参加したわけではない。同委員会としては「実際に当事者の意見を聞いた上で議論した」と言ってはいるが、やはり専門領域に立った議論に偏りすぎた感は否めない。

また、二〇〇七年二～三月に厚労省が実施した国民の意識調査で、「妻が子どもを産めない場合に夫婦の精子・卵子を使っておこなう代理出産」を「認める」という人が五四％を占め、前回二〇〇三年調査（四二・五％）より増えている点についても、「ワイドショー的な報道の影響で向井さんをかわいそうと思う人が増えたため」「賛成派の多くは妊娠の危険をよく理解していない人だ」と解釈され、世論も重視はされなかったといえる。

そして、結果としてまとめられた報告書は、当初言っていた両論併記や論点整理などではなく、「代理出産原則禁止」と方向付ける内容であり、具体的には次のようなものであった。

・生殖補助医療法（仮称）などを作り、そこで「代理出産は原則禁止」とする
・理由は、代理出産の安全性・確実性、生まれる子への影響が不明であり、代理母に身体的リスクや精神的リスクなどが生じることが考えられるため
・営利目的の実施には処罰をもって臨む。処罰の対象となるのは、医師、斡旋者、依頼者
・先天的・後天的に子宮がない女性に限定し、「試行的実施」（臨床試験）は認める。公的運営機関による厳重管理のもと、代理母や子どもに及ぼす危険性のチェック、出生後の子どもの長期的観察（精神的発達に問題がないか等の調査）をおこない、問題がなければ一定のガイド

ライン下で容認。弊害が多ければ試行を中止
・代理出産により生まれた子は、試行で生まれた子も、海外での実施により生まれた子も、母親は「産んだ女性」とする。依頼夫婦と子どもとの親子関係は普通養子または特別養子縁組で認める
・代理出産など生殖補助医療について議論する際は、「子の福祉」を最優先とすべきである

◈それでも分かれる論議

こうして、結果として「代理出産原則禁止」と結論付けられたわけだが、実のところ委員の中には、「禁止はできない」としている委員も多かった。かつては代理出産に反対の立場だった委員ですら「国民の五四％が代理出産に賛成と言っているいまの状況を見れば、個人的には代理出産には反対だが禁止はできないと思う」と話していたほどだ。

委員の一人である加藤尚武氏（京都大学名誉教授）は、「委員（委員長含め一四人）のうち、約半数は『代理出産を適切な限定条件を守るような制度を作って許可すべきである』という〈限定的許容論〉を支持し、約四分の一は『代理出産は法的に禁止すべきだが強い罰則は不要である』という〈不可罰的禁止論〉を支持、残り約四分の一は『代理出産は法的に禁止すべきであ

るがゆえに罰則が必要である』という〈可罰的禁止論〉を支持していたが、報告書は著しく〈可罰的禁止論〉に偏るという過ちを犯した」と内輪から批判した（二〇〇八年一月三一日の日本学術会議公開講演会での発言）。

また、報告書は、「分娩者＝母」として親子関係は養子縁組で認めるとした理由について、「自然生殖の場合は分娩者を母とし、代理懐胎（代理出産）の場合は血縁的つながりのある卵子提供者を母とする二元的な認定基準を設けている諸外国では、著しい混乱は生じていないという意見もある。しかし、日本で同様の制度を構築した場合、同様の結果がもたらされるとは限らない」としているが、これについても加藤氏は、「現行制度は代理出産を想定していない時代に作られたもの。それを、（国会の議決など）国民的な再確認の手続きをしないで相変わらず法律的に有効だとみなすことはできない」と主張した。

代理出産の危険性についてはどうか。委員会では「代理出産に関するデータが国内外ともにない」として、卵子提供による出産例等を挙げ、代理母や子どもへの危険性が考えられなくもないとしていたが、一方で、根津は、これまで自らが実施した例を挙げてこう述べる。

「高齢な人も含め、危険な状態になった代理母はいままでにはいない。代理母は健康な身体を持っている人に限っているので、疾患を持っている妊婦や、妊娠していることに気が付かずにいる妊婦よりも、むしろ格段にリスクは少ない。もちろん、高齢であるためやはりトラブルが起こる可能性は高くなるとはいえるが、公な形では代理出産が認められていない状況も考慮し、少しでもトラブルを起こさないため通常以上に注意してより安全な体制下で妊娠・出産に臨んでいる。そのため、危険も予測しやすく、すぐに対応しやすい環境下にあるといえる」

また、報告書では「代理母は一〇カ月近くの間妊娠するうちに子どもとの間に絆ができ、子の引渡し時にその絆を断たれて精神的ショックを負う可能性がある」と指摘しているが、根津のところでは代理出産をおこなうに当たっての意識や覚悟を当事者同士が随時確認し合いながら実施しており、これまでのところ引き渡しをめぐるトラブルなど起きたことはないという。

加藤氏も、「実際に代理出産した家族に話を聞いたところ、代理母も依頼者も幸福を得たと判断した。危険・害悪・公共の福祉に反する要素も見出せなかった。ある医療行為を禁止するには、高い確率で危害が発生していることが、理想的設定ではない臨床事例を通じて証明されることが必要だが、代理出産はその要件を満たしておらず、全面禁止とする決定は過ちである」と述べている。

辻村みよ子委員（東北大学大学院法学研究科教授）もまた、「容認派の意見は完璧とはいえないが、反対派の意見もまた完璧ではない」と指摘した。つまり、禁止を唱える人たちの根拠もまた十分ではないということだ。

一方、「試行的実施(臨床試験)」「厳重管理のもとでの実施と長期的観察」については、根津は「子づくり・子育ての〝人体実験〟につながる」と厳しく批難する。

「その後の報告をしてもらうことはある程度必要であるだろうが、それ以上の監視下におく必要性はまったくない。妊娠し出産し育児をすることは人間各様の生き様であり、特に子育て、つまり人間形成の部分に試行はあってはならない」(根津)

委員の中にも、「試行的実施」という表現に懸念を表す人はいた。また、実際に施行をおこなうとしても、どこでどのように施行するかまでの具体的な議論には及ばなかった。

◈当事者不在の結論に失望

「代理出産原則禁止」の一文は、報告書の原案がまとまる直前になって、突然に盛り込まれてきたという話も委員の間から聞こえている。当初は「論点整理にとどめる」ともいわれていた報告書が、なぜこうなったのだろう。

日本学術会議は、一九四九年に政府から独立した機関として作られたものではあるが、行政実務は小泉改革下の二〇〇五年に総務省から内閣府の管轄に移った。「国にたてつくうるさい学者をだまらせるため」との声もある。「かつて日本学術会議の会員には各学術研究団体からの推薦（つまり下からのボトムアップ）でなることができ、しかも終身会員制だったが、内閣府下に置かれてからは上からのトップダウンで会員が選ばれるようになり、任期制（再選可）となったため、もはや国の言うことを聞く人でないと会員に選ばれない、国の考えを押し込むための組織」との指摘もある。

同委員会の結論に一縷《いちる》の望みを託していた患者たちにとっては、「この議論に費やした一年以上は何だったのか」という思いだろう。しかし、この委員会でも当初言っていたように、日本学術会議は立法機関ではないし、またここでの報告書も法的効力を持つものではなく、あくまでも参考意見として採用されるに過ぎないものである。

むしろ、「代理出産を限定的に認めていいだろう」と考える委員が少なくなかったという事実を踏まえ、もう一度、今度はもっと当事者主体で議論していくことが必要ではないだろうか。では実際どういう方向で議論していくべきかだが、やはり「原則禁止」ではなく、条件付きでも「容認」の立場に行きたいところだ。諏訪マタで実際に実施していて問題が起きていないことも踏まえれば、まずは子宮がないなど代理出産でしか子が授からない人を対象とし、結婚している依頼夫婦の精子・卵子を使い、依頼母の実母を代理母とする非営利の代理出産であれば、認めてよいのではなかろうか。

また、法整備をするとしたら、実施できる依頼夫婦や代理母の条件、非営利とはどの程度までを指すのかなどの規定が必要だろうが、諏訪マタですでに策定しているガイドラインを参考にするのも手かもしれない。また、安全管理の基準やいざというときの補償の仕組みも考えなければいけない。

一方、代理出産で生まれた子の親子関係については、やはり依頼夫婦が親と認められるようにしたい。子の誕生前に裁判所等で依頼夫婦が親という承認を得るなど手続きルールを決めるのも一案だろうし、子どもが誕生後すみやかに依頼夫婦の子として社会サービスを受けられるようにもすべきだろう。

果たして「子どもの福祉」とは

◈「子の幸せ」「子の福祉」を願うということ

生殖医療をめぐりこれまでの議論でしばしば取り上げられてきたのが、「子どもの福祉」というテーマだ。

同委員会の委員も、「子どもの福祉」という言葉は、あらゆる議論を封じ込める難しい概念だと指摘していた。たしかに「子どもの福祉」とは難しい言葉だ。だれしも意味を分かっているようでいて、では「子どもの福祉」とは具体的に何かと聞かれれば、即答しにくいのではないだろうか。

「福祉」とは、辞書等によると「幸せ」という意味だ。「子どもの福祉」を「子どもの幸せ」と置き換えてみると、少し分かりやすくなるのではないだろうか。

たとえば、「代理出産をおこなって、もし障害を持つ子が生まれたら子の福祉に反する」ともいわれるが、では障害をもって生まれたら幸せではないのかという問いに突きあたる。もし幸せでない・不幸だとしたら、それは障害があるからではなくて、そうした子を不幸としてしまう社会にむしろ問題があるのかもしれない。本当に「子の幸せを」「子の福祉を」というのなら、障害を持って生まれた子も代理出産で産まれた子も、経済的に厳しい家庭に生まれた子も、どんなふうに生まれた子であれ、安心して成長できる社会をつくろうと議論すべきではないだろうか。

「子の引渡しをめぐりトラブルが生じる可能性があるから、子の福祉に反する」という意見もあるが、諏訪マタではそうしたトラブルは過去にないことも考えると、こうした引渡しトラブルは一〇カ月妊娠して絆が生まれるという理由だけで起きているものなのか、もしかしたら引渡しを拒むことになる理由はほかにもあるのかもしれないという考えもわいてくる。たとえば、代理母という大役を一〇カ月間担い、その間は依頼夫婦や周囲からさまざまなケアや気配りを受けられたのに、産んだ途端にそれがなくなり、さらには子どももいなくなったために、喪失感にとらわれて引渡しを拒むということも考えられはしないだろうか。

契約で「子は必ず依頼夫婦に引き渡す」と覚え書を交わしておくこともちろん大事かもしれないが、それ以上に、代理母に対する身体的・メンタル的ケアを治療中や妊娠中だけでなく出産後も引き続き丁寧におこない、その払った労にきちんとねぎらいの言葉を忘れないなど、子どもを気持ちよく依頼夫婦に引渡せるようサポートしていく体制も大事だろう。「こうなる恐れがあるから子の福祉に反する」と思われることは、そうならないように努力して取り除いたりカバーしたりしていくこともできるはずだ。

また、代理母を出産後も大事にするということを依頼夫婦や関係周囲がきちんと学び合って治療に臨めば、「人を専ら生殖の手段とする」ことにもならず、代理母の尊厳が保たれることになろう。

◈親になる前に学ぶべきこと

「代理出産をしてまで子どもをほしいと思うのは、生まれてくる子どもの立場を考えない身勝手な行為だ」という人もいる。また、「代理出産するよりも養子縁組をするべきだ。そのほうが社会貢献にもなる」という声もある。

では、養子を迎えることや、普通に妊娠・出産できる人が子どもを望むのは身勝手なことにはならないのかといえば、そうでもないだろう。なぜ子どもを望むのかという理由やどう育てるかによっては、どんな形で子どもを授かろうとも親の身勝手になる可能性がある。

昔は、〈家の存続のため〉〈親の面倒を見させるため〉として子どもをもうけることが当たり前とされた時代もあったが、いまはそうした考え方は主流ではない。たとえまだそのような目的で子どもをもうけなければいけない人がいたとしても、一方でそのような意図はなく「純粋に子どもがほしいから」という人であったとしても、やはり根源的には子どもの人生は親ではなく子ども自身のものであるということや、親はどうあるべきかということを、不妊患者もそうでない人も養子を迎えようとする人も、親になろうとする前に本当はだれもが学ばなければいけないことなのではないだろうか。そして、単に「良い親になれ」と言うのではなく、親を多角的・継続的にサポートする体制もまた必要だ。

「親になるとは」を皆が学び、「どんな子どもや親も支えよう」という意識や制度も広げていけば、それこそが「子どもの福祉」にかなうといえるし、代理出産で生まれた子も幸せに生きられるのではないか。

代理出産をはじめとする生殖補助医療のあり方をめぐる今後の議論では、そうした視点から「子どもの福祉」を見て、医療制度や親子制度の方向性を検討していってほしいと願う。

［第四話］

代理出産も不妊治療のひとつ

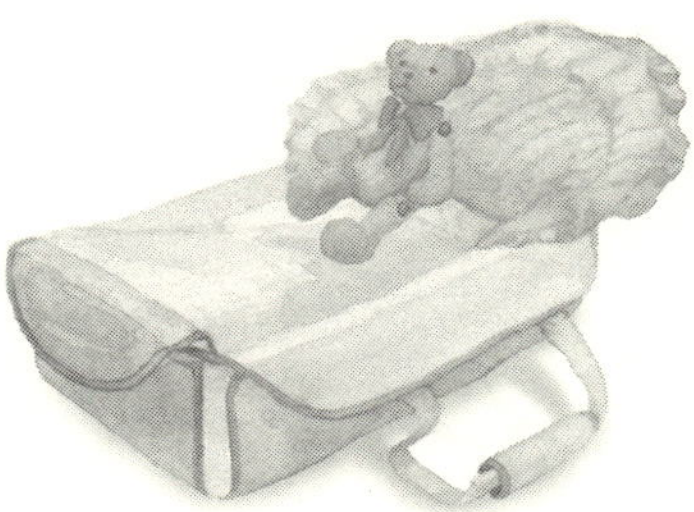

物議をかもした記者会見

◈「根津を泣かせた女」と呼ばれて

「人の助けがなければ子どもを産めない人間もいるということを、どうか分かってください」

二〇〇七年四月一二日、代理出産や非配偶者間体外受精などの不妊治療に臨む患者たちが、根津とともに記者会見に出席し、自らの立場を理解してほしいと訴えた。

目の前には大勢の報道陣と、おびただしくたかれるカメラのフラッシュ。勇気を持ち、ときに声を詰まらせつつも自らの思いを訴える患者たちの姿に、根津もまた感極まって涙を流した。

そして、

「患者さんを救うためには、代理母となるボランティアを募っていくことも必要だろう」

と発言。これが「根津医師が代理母のボランティアを公募」とやや誇張して報じられ、またもや世の物議をかもすことになった。

この記者会見の席には、実母を代理母として代理出産に挑戦したものの、成功にいたらず断念した野口麻美さんの姿もあった。

記者会見以降、「オレを泣かした女（笑）」と根津が呼び親しむ一人である彼女は、「子どもは授からなかったけど、私も子どもを持てるかも！と希望を持つことができた。代理出産にチャレンジできただけでも、『私は自分の人生を生きている』と言える大きな意義があった」と振り返る。

◈私の子宮を娘に移殖してください！

麻美さんもまた、子宮の問題により代理出産でしか子どもを産めない体だ。

「子どもが産めないってどういうこと？」

事実が分かったとき、麻美さんも母・美智子さんも打ちのめされるような思いだった。

母は医師に、「私の子宮を娘に移殖してください！」と懇願した。しかし、子宮の移植などできるわけがない、と冷たく言われ落胆し、なにか他に方法はあるのではと必死に模索した。

一方、夫は「それを知ってお前もつらかっただろう」と言い、特別に子どもをほしいという様子は麻美さんには見せなかった。

しかし、麻美さんはやはりどうしても子どもがほしい。アメリカでの代理出産を考えるようになり、二〇〇三年ごろから準備を始める。

ところが、卵子が採取できるかどうか受診した大きな病院では「エコー上では卵巣が見えない」と言われ、アメリカでの代理出産を仲介するセンターも「採卵は不可能でしょう」と言う。

でも、本当に採卵できないのだろうか？　ほかに診てくれる医療機関を探して、とにかく卵子だけでも採取してもらい、アメリカへ行こう――そう思ったときに頭に浮かんだのが、代理出産をしていることがすでに報じられていた諏訪マタだった。

実は、できれば最初から諏訪マタで代理出産に挑戦したかったのだが、当時の諏訪マタは「既婚で子どもがいる姉妹」を代理母とする出産しか実施していないと麻美さんは思い込んでおり、三歳下の既婚の弟と、まだ当時小学生の妹しかいない自分は対象外だと思っていたのだ。

実際の諏訪マタは、二〇〇三年より実母を代理母とする出産に切り替えていたのだが。

「不妊治療患者さんの間でも、諏訪マタは最後の砦的な存在で当時知られていました。ここでも採卵がだめなら、あきらめもつくだろう、そう思ってとにかく連絡することにしました」

二〇〇四年一一月、あくまで採卵だけを目的に、麻美さんは諏訪マタの門を叩いた。

すると、他院ではエコーに映らないといわれていた卵巣が、映っているといわれる。

「本当ですか?」

びっくりして尋ねると。

「本当ですよ。ほら、卵巣も見えるし、ちょうど排卵した黄体《おうたい》も映っていますね。ほかの卵《らん》胞《ぼう》もちゃんとしていますよ。これが卵胞ですよ」

医師が指し示す画面の位置をよく見ると、たしかに映っている。

「なんだ、ちゃんとあったんじゃない！と思いました。と同時に、卵胞がもう自分の子どもたちのように見えて、とてもいとおしくて、感激でいっぱいで……」（麻美さん）

そして、代理出産が諏訪マタでできるという根津の言葉に再びびっくりする。

「でも私には、既婚で子持ちの姉妹はいませんが……」

「今は依頼母のお母さんでしか代理出産はおこなっていないのだけれど、お母さんはどうだろう?」

そこで初めて、実母を代理母としていることを知った。

「でも、母は今年でもう五〇歳を超えたんですが……」

「なんだ、まだお嬢ちゃんだ（笑）」

ええっ⁈　麻美さんのびっくりは止まらない。

「でも、母はもう閉経していますので、いくらなんでも……（苦笑）」

「閉経していても大丈夫。薬で代理母に生理を再来させ、子宮内膜を（受精卵が）着床しやすい状態にすれば妊娠は可能だから」

そんなことができるとは……。思わず「握手してください」と麻美さんは言ってしまった。

◈タイムリミットをもうける

麻美さんは結婚するまで看護師をしており、根津が考案した「ＳＭＣ（セルフ・マンマ・コントロール）：自己乳房管理」方式と乳房管理学も看護学校時代に教科書で習って知っていた。

「根津先生に初めて会ってまず思ったのは〝おっぱい博士がそこにいる！〟でしたね（笑）」（麻美さん）

採卵できるかどうかと祈る気持ちで諏訪マタに来たのに、予想外のことばかり。慌てて母・美智子さんに電話をすると、美智子さんもまた電話の向こうでびっくりしながらも、

「だから言ったじゃない」

諏訪マタで実母を代理母とする代理出産がおこなわれているとは知らなかった美智子さんだが、以前より「自分が代理母になる」と麻美さんに主張していた。

美智子さんは若くして麻美さんを産み、最後に麻美さんの妹を産んだのは四〇歳のとき。

「一〇年前に産んだばかりの体だから、『まだまだ産めるわよ』って麻美には言っていたんです。代理母になるリスクを人様に負わせるわけにはいかないとも思っていましたしね。もっと早く諏訪マタに行かせればよかった。アメリカに行くなんて言っているうちに二年が経って……。二年早ければ私はそれだけ若いうちに産めたはず」（美智子さん）

美智子さんの人間ドックの結果は良好で、母娘は再び根津を訪れた。

「体の問題は、だれのせいでもなく神様のいたずら。これまで娘さんもお母さんもつらかったでしょうが、お子さんを抱かせてあげられるよう、精いっぱい努力させていただきます」

根津のこの言葉に、母娘は救われる思いがした。

さっそく二〇〇五年一月より治療を開始。麻美さんは最初の採卵で一〇個の卵子を確保できた。卵巣が見えないと他院で言われていた身にとってはまったく信じられないことだった。そして期待に胸が膨らんだ。

ところが、卵子の質がよくなかった。夫の精子と体外受精させて受精はできても分割まではできず、初回に採取した卵子一〇個は結局全滅した。

二回目以降の採卵・体外受精では分割まで進み、受精卵を美智子さんの子宮に移殖するところまではできた。しかし今度は着床（妊娠）にいたらない。

治療を始めたとき、夫の精子の採取は一回だけと決め、これが尽きたら治療をやめると決めていた。一回の採精で取れた精子は体外受精五回分なので、挑戦できるチャンスも五回までということになる。

リミットを設けたのは、母・美智子さんの体にできるだけ負担をかけたくないからと、治療にかかる費用を考えると、どこかで区切りをつける必要があると考えたからだ。

事実、身体面と費用面の負担は重かった。

治療の副作用が出るかどうかは個人差が大きいのだが、美智子さんの場合はホルモンの内服薬を投与し始めてから最初の一週間で体重が一〇キロも増えた。すぐに回復し、その後の治療では何も問題は起きなかったが、育ち盛りの次女（麻美さんの妹）を養育しながら仕事もしていた体には、この症状はきつかった。

麻美さんもまた、採卵後少し時間が経つと決まって激しい腹痛に見舞われ、それが収まるまでに二日間ほどかかるというのが常だった。採卵後の症状も個人差が大きいらしい。

「それでも、採卵後には自分で車を運転して帰っていて、運転中に痛みが始まってしまうこともありましたね。後でその話を根津先生にしたら、そんな体で無理して運転しちゃだめじゃ

ないかと言われちゃいました」（麻美さん）

麻美さんはＪ県で夫と暮らし、母・美智子さんは妹とＫ県で暮らしていた。そのため、麻美さん一人で受診する日は運転時間は片道約四時間。母と同行して受診する際は、麻美さんがまずＪ県からＫ県まで美智子さんを迎えに行き、そこから諏訪に行くという行程だったため、運転時間は片道六～七時間にも及んだ。

母娘は、美智子さんの体が少しでも楽になれば受精卵が着床（妊娠）しやすくなるのではないかと考えた。そこで、美智子さんは仕事を辞めることにした。美智子さんの職場の一部の人は代理出産への挑戦を知っていたが、治療のたびに仕事を空けて上司や仲間に迷惑をかけるのは気が引けるというのも辞めた理由だ。

しかし、美智子さんは離婚して夫はいないため、働かないと無収入になり、妹の養育もできない。そこで美智子さんと妹は、同じ県に住む弟夫婦の家に同居することになり、母妹の生活費は、麻美さんが夫の給料から工面していくことになった。

とはいえ、夫もまた自分の両親に毎月仕送りをしている身であったため、そこに治療費と妻の母妹への仕送りも加わると負担は大きい。どうしても捻出が難しいときには、夫の両親に事情を話し、仕送りを一時中断させてもらった。

不妊治療ゆえの苦しみ、葛藤も

◈のしかかる費用

諏訪には、日帰りだけでなく一週間ほど滞在して治療するときもあった。最初は地元のホテルを利用していたが、諏訪マタでは採卵は早朝におこなわれるため、毎回明け方に出かけていく母娘をフロントの人が不審に思ったら嫌だなと思い、ウィークリーマンションを利用するようになった。

交通費、滞在費、滞在中の食費、治療費……。さまざまな負担がのしかかる。やりくりに苦労しなければいけないなかで、それでも諏訪マタの不妊治療の料金システムには救われる部分もあった。

「採卵、胚移植の回数が増えていくと、一回あたりの採卵、胚移植費用が段階的に安くなるという点は、他の不妊治療施設では聞いたことがない気がします」

諏訪マタのこのシステムは、一回では妊娠できなくて、その後も治療を続けたいものの費用がネックでできない患者さんがいるという現状から始めたものだ。当然、医療者側の一回あたりの医療行為や負担は変わらない。

通常の不妊治療に関しては現在、患者さんが自治体に申請をすれば患者本人に特定不妊治療費助成金が支給される国の制度があるので、患者の金銭的負担は若干軽減される（ただし、代理出産や非配偶者間体外受精は対象外）。そうしたサポートの制度ができる前からずっと、諏訪マタはこの料金システムを導入してきた。

しかし、治療が長引けば、悩みや葛藤も増えていく。

諏訪マタには連日大勢の人が治療に訪れている。ふと待合室を見渡すと、周りは夫婦そろって受診している人が多い。

「それに比べて、うちは夫は同行せず、私が片道四時間を自分で運転して来ている……」

悲しくなって夫に気持ちをぶつけると、「仕方がないじゃないか。仕事があるんだから。それに、俺が働かないとだれが治療費を稼ぐんだ」

たしかにその通りではあるのだが……。

気持ちのやり場がないとき、麻美さんはいつも「こうのとり相談室」の扉を叩いた。渡辺カウンセラーに自分の心の内を聞いてもらうためだ。

「卵子が採れると分かって最初は期待でいっぱいだったのに、いまはどんなにがんばってもだめかもしれないという気持ちが支配している」

「どうして私はこんな体なのか。夫も、私と離婚すれば、別の女性と結婚できて、子どもを持つことができるかもしれないのに」

「自分がこんなネガティブな気持ちでは、治療をさせてくれている人たちや母にも申し訳ない」

涙ながらに語る麻美さんに、渡辺は「うん、うん……そうだったんだね」と、やさしく相づちを打ちながら耳を傾ける。

話を聞いてもらう――ただそれだけのことなのだが、麻美さんはここに来るといつも気持ちが軽くなり、表情も晴れて、「また治療を頑張ろう」と前向きになれるのだった。

患者の中には、不妊治療を両親に内緒にしていたり、つらくても夫の前では余計な心配をかけまいと涙をこらえていたり、親しい友だちにも心の内を明かせられないという人もいる。「ありのままの自分」をさらけ出せる場所がどこにもないまま、肉体的、精神的、そして金銭的不安も抱えつつ治療を続けていくというのはつらいことだ。

しかし、話を聞いてもらうだけでも、もっと言えば一見「グチ」に思われることを聞いてもらうだけでも、患者は気持ちが楽になり、さらには話しているうちに自分の本当の気持ちや悩み、問題に気づき、自分自身で解決していく力までもわいてくる。それが本来のカウンセリングの基本であり、また「こうのとり相談室」の役目であると渡辺は言う。

不妊治療において、こうしたメンタル面のケアは欠かせない。しかし、他院から転院してきた患者の中には、「諏訪マタは、心を持ち込んでもいいところなんですね」と言う人もおり、どの医療機関でもこうした対応をしているわけではない。ましてや、代理出産を必要とする患者のメンタル・ケアなどは……。

「代理出産は一般不妊治療とは別物として論じるべきだ」という意見も世の中にはあり、それが代理出産を必要とする患者をより追い詰めてもいる。しかし、こうのとり相談室に来ている患者の例を見れば、「子どもがほしい」と願う気持ちにおいては代理出産も一般不妊治療の患者も同じで、なんら変わりがないといえよう。

その後、麻美さんはまた前向きに治療に戻っていったわけだが、しかしながら治療は三回目・四回目の挑戦でも着床にいたらず、治療開始から一年以上が経過した。

再び重い気持ちになった二〇〇六年一〇月に根津が、麻美さんたち母娘とは別のケースで、やはり実母を代理母とする代理出産をおこなうことをマスコミに公表した。インターネット上では、代理出産に対する批判が踊る。

「実母が娘の子を産むなんて吐き気がする」

「不自然な子ども」

反対意見があっても当然とは思いつつも、実際にそうした声を聞くことは、麻美さんにとって心がかきむしられるような思いだった。と同時に、家族のことが心配になった。

「もし、私のことも知られて、妹が周りからいじめられたりしたらどうしよう」

守らなければいけない家族がいる。生まれてくる家族も守っていかないといけない。いたたまれなくなった麻美さんは、こうのとり相談室に電話をしてその思いをぶつけた。そして、気持ちをまた前向きに切り替え、いよいよ最後となる五回目の採卵・体外受精に臨んだ。

子どもはできなかったけど幸せ、といえるために

◈夫婦としての成長

五回目の挑戦の結果は、受精卵を移殖するところまではいったものの、着床には至らなかった。「採卵も胚移植も五回まで」と決めていた代理出産への挑戦はこうして幕を閉じた。実施した採卵は計五回、胚移植は初回ができなかったので計四回だった。

「終わったときはショックというよりも、『あー、やっぱりだめだったか』と思いましたね。いっぱいあがいて、やるだけやった上での結果だから、『ここからまた新しい人生を生きよう』と」（麻美さん）

でも、ふとしたときに「子ども、いないんだなぁ」という感情がこみ上げてくることはある。

「治療の途中までは、子どもができるという気持ち満々でいましたしね。子ども服のチラシを見て、『子どもはすぐ汚すから、これぐらいの服でいいよね』とかって夫とも話したり」

もし子どもが生まれて男の子だったら夫が名付け、女の子だったら自分が名付けようとも話していた。

「女の子だったら、いろいろな人の助け、つまり人の『和』により生まれてきたことを意味して、『和（なごみ）』という名前にしようと私は思っていました。その一方で夫はというと、男の子だったら自分の名前と飼い犬の名前を合体させると言って、ぜんぜん頭を使っていないんですよ（笑）」

子どもにあまり関心がなかったように見えたはずの夫も、チャレンジしてかえって子ども願望が芽生えてしまったらしく、最近、「そういえば、子どもいないんだよなぁ」とポツリと口にすることがあった。

「一生私と二人だけという人生にしてしまって……私は絶対に夫より先に死ねないなぁと思っています」

いまは笑顔で当時を振り返ってくれる麻美さんだが、それでもときおり、涙が出そうになるのを抑えている様子も見て取れる。

夫とは結婚して七年。不妊治療をめぐりケンカもし、なぐさめあい、むしろ夫婦の絆が強まった気もすると話す。

「そんな話を夫に先日したら、『僕は何もしてあげてないよ』って。『そんなことないわよ。一緒にいてくれたから頑張れたのよ』って言ったら、『そうお？』と喜んでいました。単純みたいで（笑）」

ともに良い夫婦として成長しているといえよう。

◈子どもはすべて授かりもの

家族との絆も再確認できた。離れて暮らしている母妹との心の距離がより近く感じられるようになったという。妹は学校の宿題で代理出産についてレポートしてくれたこともある。

二〇〇七年四月一二日に他の患者たちとともに臨んだ記者会見ではその後、「生まれてくる子どもの身になれ」「子どもがかわいそう」という言葉から「死ね」「キチガイ」という言葉までがインターネット上で飛び交っていた。

再び強く傷ついたが、「そう言う人こそ、子どもの身になどなれるのか。人を傷つけるようなことを言う人を親に持つほうが、よほど子どもはかわいそうではないか」と、麻美さんは心の中で反論する。

「子どもにとって親はどうあるべきか」、麻美さんはこの治療を通じて自分にいろいろ問いかけた。

治療が不成功に終わり、養子を迎えようかとも麻美さんは一時考えた。しかし、「『自分の子ができなかったから、じゃあ養子をもらおうか』という気持ちなら、養子となるその子に失礼。『ほかのだれでもなく、あなたのことが本当に大切だから養子に迎えるの』というところまで夫婦が共に強く思い至らないと養子に迎えてはいけないのではないかと考えるようになって、いまは思いとどまっています」

願っても努力しても、子どもは得られなかった。しかし、だからこそ、「子どもの立場に立つとは」をより深く考えることができたといえるのではないだろうか。

「こういう経験をしたからこそ、考えたり分かったりしたこともあるし、出会いもありました。子どもを産めない体を持ったことも、結局産めなかったということも、すべて意味があるのではないかともいまは思います。子どもを産むことで自分の生きた証は残せなくても、何かは残したいですね」

同じ悩みを抱える人たちだけでなく、広く世の中に現状を知ってもらうため、この経験を伝えていくのも自分に課せられた一つの役目かもしれない。

また、いつか子どもにかかわる仕事に携わっていけたらとも思っている。看護師としての仕事や、分娩の仕事もいいなとも。

「冗談で、諏訪マタで働こうかなんて根津先生と話をしたときもあります（笑）。でも、不妊治療も妊娠も出産も、患者さんの生理周期などに左右されている相手次第の仕事。先生方の忙しさを見ていると、大変だなぁと思いますけどね……根津先生たちと同じ時代に生きられて、そして出会えたという幸せに、とても感謝しています」（麻美さん）

代理出産をはじめとする生殖医療について、「神の領域を侵している」「命に人の手が加わっている」と批判がなされている。しかし、麻美さん母娘はこう話す。

「不妊治療に何度挑戦しても、私たちのように子どもができない人もいる。人の手が加わっているといっても、受精卵が分割するのか、着床するかも結局は待つしかなく、やはり最後は神の手に委ねられているんだと思います。自然妊娠であっても、代理出産によってでも、養子でも、子どもはすべて授かりもの、今は本当にそう思います」

代理出産する自分たちを「ないものねだり」をしているかのように言う人もいるが、それは、いつか自分も同じような立場に立つかもしれないということを考えていない意見だとも考える。

「私たちだって、まさか自分たちがこうなるとは思わなかった。だれにでもそうなる可能性はあるんです」

麻美さんには、「私がいつか代理出産してあげる」と言ってくれる友人たちもいる。とてもうれしいが、おそらく頼まないだろうというのが、麻美さんのいまのところの思いだ。

「副作用などに苦しんだ母の姿を見て、もし、母の身に何かがあったら幼い妹はどうなるのか、私が妹を引き取って育てていくということでは済まされない。記者会見のとき、根津先生が私のことも考えて将来的に代理母ボランティア募集をとおっしゃってくれましたが、あのときの母と同じようなリスクをほかの人にお願いするなんて、簡単にはできることではないと思います」

代理出産はだれにでもおすすめするものではない。そう断ったうえで、代理出産への道は閉ざさないでほしいと麻美さんは言う。

「私の場合は、成功はしなかったけど、やるだけやったからこそ別の方向性が見つかって、人生に前向きになれたんです。これでもし代理出産が禁止されてしまって、挑戦するチャンスさえも奪われたら、ずっとどこか苦しんだままで一つの人生を無駄にしてしまうかもしれません。挑戦できたからこそ、私はこんな体で生まれたけれど、いま元気だし、毎日食事もおいしいし、当たり前の日々でも生きていて幸せと思えるんです」

代理出産を反対している人の中には、「女性は子どもを産むものという意識を増長させる恐れがあるから」「子どもを持たない幸せもある」と言う人もいる。でも、そうして禁止してしまえば、麻美さんのような経験すら味わえず、最初から当事者に価値観を押し付け、結局は追い込んでしまうことになるだろう。

治療の権利を認め、〈受ける〉〈受けない〉の選択肢を用意し、かつ選択の自由があってこそ、「子どもを持つ幸せ」「子どもを持たない幸せ」、そして「子どもはできなかったけど幸せ」というそれぞれの幸せが、初めて存在し得るのではないだろうか。

コラム

「養子制度～日本と海外では」

日本の普通養子制度は1898年に創設されたもので、主に家の存続を目的とした養子制度。未成年者だけでなく成年者も養子となることができ、基本的に当事者間の「契約」で養子縁組が成立する（未成年者の場合は家庭裁判所の許可が必要）。子どもと実親との法的関係は養子縁組後も継続され、子どもは養親・実親の双方と法的関係を持つ。

これに対し特別養子制度は1987年に制定・翌年施行された、子どもの福祉や利益保護を目的する養子制度。養子になる子どもは基本的に6歳未満までとされており、家庭裁判所の「審判」（決定）により養子縁組が認められる。養子縁組後、子どもと実親との法的関係は絶たれ、子どもは養親とのみ法的関係を持つ（詳細はP.184表参照）。

特別養子制度ができたのは、宮城県石巻市の菊田昇医師が、中絶希望者に出産を勧め、生まれた子を子どものいない夫婦に斡旋し、夫婦の実子として届け出させていたことが1973年に明るみになったことがきっかけだった。

ちなみに海外では、当事者間の「契約」による養子制度を採用する国（スイス、オーストリア、韓国、台湾など）と、行政機関の「決定」による養子制度を採用する国（ドイツ、フランスなど）がある。「決定」による養子縁組の場合は、子どもと実親との法的関係が終了する国が多いといわれる。また、未成年者しか養子にできない国もある（イギリス、オーストリア、ロシアなど）。エジプトやイランなどのように養子制度自体がない国などもある。

欧米では養子縁組が日本よりも盛んで、発展途上国など海外からの養子や、障害のある子を養子に迎える人も多く、EU加盟国では養子を迎えた夫婦にも育児休暇を認めている。一方、「養子輸出国」といわれる発展途上国などでは、海外養子縁組には自国内縁組よりも厳しい条件を受け入れ家庭に課していることがある。

日本から海外に養子に行く子もいる。また、逆に海外から日本人夫婦に養子として迎えられる外国人の子もいるが、この場合は普通養子であれ特別養子であれ、日本国籍は取得できない。取得するには帰化が必要となる。

養子を迎えたいと思う場合、日本では児童相談所、民間の養子あっせん団体、産婦人科病院、個人的なつて等を頼って、子どもを探すことになる。

子どもを迎える側の条件は各児童相談所や養子あっせん団体等により異なるが、例をあげれば、①夫婦とも40歳以下、②夫婦どちらかが育児に専念すること（共働きの夫婦は不可）、③年収は300万円以上、④結婚して3

年以上――など、多少の差はあるが年齢や家庭状況に条件を設けているのが主流だ。国でも「養子と養親との年齢差は40歳前後が望ましい」というガイドラインを出しており、これは、育児にかかる体力、子どもが成長したときの養親の年齢や経済力などを考慮したものといえる。

普通養子（未成年の場合）と特別養子含めての養子縁組の件数は年々減っており、最近では年間2000件弱。理由としては少子化もあるが、結婚年齢の高齢化や長期にわたる不妊治療の結果、養子を迎えようと思ったときにはそれができない年齢だったというケースも多い。

できるだけ新生児を、かつ早く迎えたいと望む夫婦が多い一方、児童相談所の場合は子どもが２歳ごろまでは養子縁組を控える場合が多い。２歳ごろまで待って障害の有無を確認するため（養子縁組後に障害がわかると養育意欲を失う親もいるため）と、また時間が経てば実親が子どもの養育に意思を転じることも考えられるためだ。一方、民間の養子あっせん団体では、比較的早く、新生児に近い子を迎えられるといわれている。

子どもを望む夫婦に対し、「代理出産などの不妊治療をするよりも、養子を迎えるべき」「そのほうが社会貢献にもなる」「もっと養子制度を利用しやすくするべきだ」という意見もある。しかし、養子をめぐる現状についてもまたさまざまな課題があり、慎重に考えていくことが必要だといえよう。

というのも、日本には民間の養子あっせん団体（海外養子縁組をしている団体も含む）は全国に数十件あるといわれ、本来は都道府県に第二種社会福祉事業の届け出をして活動しなければならないのだが、実際には届け出をしていない団体や、法人格すらない団体もあり、養子あっせんをめぐる制度や監視の不備が指摘されている。経費として数百万円を求める団体もある。

また国際的には、1989年に「国連子どもの権利に関する条約」が制定され、1993年には人身売買から子どもの福祉や権利を守るため「ハーグ国際養子縁組に関する子の保護及び国際協力に関する条約」も制定され、各国はこれをもとに国際養子縁組に関する法律を整備しているのだが、日本はハーグ条約についてはまだ批准も同意の署名もしていないため、国際養子縁組を規定する法律も未整備のまま。何人の子どもがどう海を渡っているかの実態も把握しにくいのが現状だ。

推進すべきは不妊治療か養子縁組かというよりも、どちらも同じく制度整備や支援体制構築が求められているといえるだろう。

参考：高倉正樹『赤ちゃんの値段』（講談社）、湯沢雍彦（主任研究者）「平成17年度児童関連サービス調査研究等事業報告書『要保護児童支援のための国際国内養子縁組斡旋事業の調査研究（概要）』」（（財）こども未来財団）

[エピローグ]

わたしたち家族と代理出産

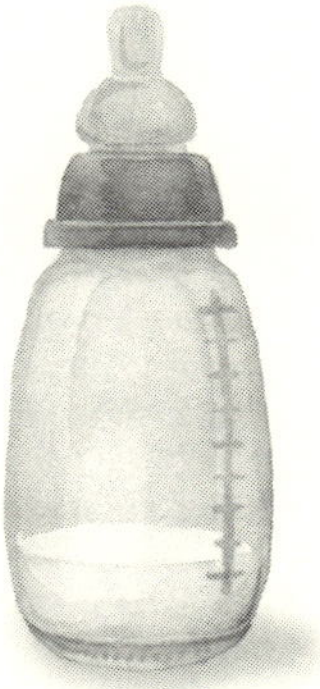

たまたま治療を受けている時期が一緒で、根津の取りなしもあって顔をあわせることになった、飯島・阿部さんと森本・白井さんのご家族。そこにまた、辻・田辺さんのご家族が、代理出産の経験者として関わる様子を取材するなかで目にすることができた。

プロローグの〝同窓会〟は、一〇月末の今からもう半年近く前のことになる。その頃、辻美穂さんのお子さん、遼太郎ちゃんが元気に動き回るすがたをまぶしそうに目で追っていたそれぞれの家族は、いま念願のお子さんを授かった。ママとなった飯島夏美さん、森本愛さんは、新米パパたちとともに海斗ちゃんと雄太ちゃんの世話に忙しい日々を送る毎日だ。

代理母として、娘夫婦の望みをつないだ阿部陽子さん、白井まどかさんは、それぞれ仕事に趣味に勤しんでいる。お二人とも、ここに至るまでの日々を振り返ると、とても不思議な感覚にとらわれるという。毎日の生活の中では娘夫婦の子を代わりに産んだことなど、ほとんど忘れているそうだ。当時のことを振り返る余裕も今はないほど、充実した日々を送っているということなのかもしれない。

そして、野口麻美さん。代理母にチャレンジしてくれた母・美智子さん、応援してくれたきょうだいとの絆に気づかされたこと、また、夫の存在、夫婦のありがたみを前にも増して感じられることに感謝していると語ってくれた。そのうえで、彼女は、かつて自分も悩み苦しんだ経験を、いま同じような思いを抱えている人たちのために役立てる方法はないかと考えている。

さて、根津はといえば、六七歳になる今も、日々の診察、手術に加え、週五日の当直を精力的にこなしているという。そして諏訪マタでは現在、新たに二組のご家族が代理出産に挑戦、妊娠中とのことである。

最後に、本書に登場してくださったご家族からのメッセージ、近況をお伝えしたいと思う。

飯島夏美さんご家族［第一話］

私たちはどこから見ても、誰が見てもいたって普通の家族。

子どもがいて、母がいて、夫がいて私がいる……

しかし戸籍上、子ども・海斗の母親は私の母になっているため、面倒なことが多々あります。

先日、住んでいる市で指定されている健診を受けに行きました。

今までは諏訪マタニティークリニックで健診をしていたので何も感じなかったけれど、初めて近所の小児科に行き悩まされました。

まず、母にわざわざ仕事を休んでもらわなければなりませんでした。

そして健診の前に問診票を書くのですが、子どもの戸籍上の母（である私の母）を主にして書くのか、私が本当の母親だからそちらを主にして書くのか……

ささいなことだけれど、ややこしかったです。児童手当や健康保険の手続きも同じでした。

◎海斗の様子

五カ月間近になり、ぐっと落ち着いてきました。

それまでは、ほぼ三時間おきのミルク、オムツ換え、夕方泣きなど毎日があっという間でした。私も寝不足が続き、やはりイライラするときもあり泣きながら育児をしていた日もありました。しかし、最近は午前と午後一～二時間近く寝てくれ、夜の八時くらいにはお風呂を済ませてミルクを飲むとその後は朝方まで寝てくれるようになり、サイクルができたので楽になり、育児を楽しめる余裕ができました。

昼間も泣いたりすると海斗が何を求めているかが、だんだん少しずつ分かるようになって、一緒に遊んだりして楽しんでいます。

何より、とてもよく笑うので、その笑顔を見ると今までの疲れがすっと抜け、母としての喜びをすごく感じています。

◎夫や母の様子
夫は、最初の頃、海斗が小さいので恐る恐るオムツ替えやミルクを飲ませるといった感じでしたが、今は手慣れたものです。

夫が休みのときは、私は寝かせてもらい、朝方のミルクに起き、その後は海斗と仲良く遊んでくれています。とても育児に協力してくれて助かっています。

海斗もパパが仕事から帰ってくると、パパに向かって何やらおしゃべりを始めることが多く、その光景がとても微笑ましいです。

母は、週に四日、元の職場で働き始めました（通っています）。とてもパワフルです。

自分のことを「ＳＰＢ」と呼んでいます。ＳＰＢとは「スーパーばあさん」だそうです。

自分がお休みの日は、午前中海斗を預かってくれたり、サポートをしてくれます。

やっぱり母は子育てのプロです!!

私が困ったり、悩んだりしていると母は優しく手を差し伸べてくれ、私が思いもつかなかったことを助言してくれます。ずっと人として尊敬してきましたが、今は「母」としてもとても尊敬しています。

そんなパワフルな母を見て、私も頑張りたいと思います。

そして、母への感謝を忘れずに海斗を一生懸命育てていきたいと思っています。

◎感謝

今、この幸せがあるのは自分たちだけが頑張ってきたからではありません。

根津院長先生をはじめ、諏訪マタニティークリニックのスタッフ一人ひとりの方、私たち夫婦や母を応援して支えてきてくれた友人たち。

文章にしてしまうと「ありがとう」と短くなってしまいますが、その想いは言い尽くせません。

こんなにも人のありがたみを感じたことはありません。とても素晴らしい約一年間でした。

この場を借りて、今までお世話になった方々や支えてきてくれた方々に心から感謝の気持ちを込めて……「ありがとうございます」。

◎最後に…

海斗へ

パパとママの子どもに生まれてきてくれて、

本当に本当にありがとう‼

あなたはパパとママの大切な大切な、かけがえのない「宝」です。

まだまだ半人前のママですが、

「ママ大好き！」と海斗に言ってもらえる日を楽しみに頑張るからね☆

森本愛さんご家族［第二話］

待望の赤ちゃんが誕生してから、あっという間に四カ月が過ぎました。

思い起こせば、出産に立ち会うまではこんな私が母親になれるのかと、不安でいっぱいでした。でも元気な産声を聞いた瞬間は涙が止まらず、わが子を胸に抱いたときは、大切に育てていかなければという責任感がわいてきました。

産前から産後の四カ月間、諏訪に滞在していたので、自宅に帰ってまずしたことは、赤ちゃんにとって過ごしやすい環境づくりです。

一、二週間は母と赤ちゃんと一緒に、親戚やこれまでお世話になった先生がたへ、ご挨拶に伺いました。

子宮がんの手術を受けた病院では、先生から「お子さんが抱けてよかったですね」と祝福していただき、看護師さんや受付の人は「よかったね、いつ生まれたの？」「名前は？」などと声をかけてくださいました。

子宮がんを見つけていただいたクリニックの先生には、「大切に育てていってくださいね」

と励ましていただきました。

先生たちからかけていただいた言葉は優しく、温かくて感激しました。

近所の人たちは「赤ちゃんを見せて」と家に来てくださり、だっこしてもらうと「かわいい」とか「おとなしいね」とほめてもらい、とても嬉しかったです。

外出先では、見ず知らずの人に「男の子？　女の子？」とか「何カ月？」と話しかけられて、自然に会話が生まれます。

今一番の幸せは、雄太の成長を見ることです。

生後しばらくは一日中泣いてばかりでオロオロしていましたが、三カ月くらいから夜はまとまって寝てくれるようになって、生活のリズムができてきました。

最近は表情が豊かになってきて、よく笑顔を見せてくれるようになり、たくさんおしゃべりもします。雄太のおかげで以前より笑うことが増えて、家庭が明るくなりました。

お宮参り、お食い初め、百日の記念写真の撮影を終え、元気に育ってくれていることに感謝の毎日です。

赤ちゃんと過ごして四カ月たちますが、日々の生活が雄太中心になりました。今はこの子がいない生活はとても考えられません。

育児は想像以上に大変ですが、夫は雄太を抱いたりミルクをあげるのを手伝ってくれ、両親にはいろいろと協力してもらい、大いに助かっています。とくに母には同じ母親の先輩として《楽しく育児をすること》と《たくさん語りかけてあげること》などを教わりました。

自分が親になった今、年子の私と弟を育ててくれた両親の苦労を実感しています。

また、母の健康が何よりも気がかりでしたが、今は出産したとは思えないほど元気で安心しています。最近では「そろそろウォーキング再開しようかな」と言っています。

根津先生にはかわいい赤ちゃんを授けてくださり、また退院する時には思いがけず将来の息子に宛てた手紙をいただき、あらためて諏訪マタニティークリニックにお願いして本当によかったと思いました。

将来、息子・雄太が理解できるようになったら、大勢の人たちのおかげで命を授けられたことを教えるつもりでいます（今でも時々話しかけていますが……）。

諏訪マタニティークリニックのスタッフの皆さんには、優しく見守り励ましてくださったことに、感謝の気持ちで一杯です。

私は結婚してすぐに子宮がんというつらい経験をしましたが、幸いにこれまで大勢の人たちのサポートのもと、代理出産という形で無事に赤ちゃんを授かることができました。

子宮がんは若い女性に増えていると聞きます。私と同じような境遇で苦しむ人たちが、わが子を抱ける機会を与えていただけるよう、一日も早く代理出産が社会的に認められることを心から願っています。

辻美穂さんご家族［第三話］

私たち家族、母も皆元気に暮らしております。遼太郎は色々と単語を話せるようになり、元気に成長しています。

今は私が仕事のときは職場の託児所に遼太郎を預けています。この一〇月からなのでちょっと寂しいようで、先生に抱っこやおんぶをしてもらって過ごしているようです。早く慣れてもらうと嬉しいです。

ご飯はよく食べて、外で遊ぶのが大好き。買い物へ行ってもじっとカートに座っていることがありません。興味津々でとにかく動きまわっています。いっぱい話すようになりました。ママ、パパが大好きです。

おばあちゃんには泣かないのですが、おじいちゃんを見ると泣くことが多かったのです。それも、託児所に行き出してからわりと誰でも大丈夫になり、ママがいなくても機嫌よく遊んでるみたいです。母と父は、やっぱり遼太郎が寄って行くと嬉しいみたいで、ますます孫にメロメロになっています。

生活していく中でちょっと夫婦ゲンカをしてると、「あ〜」と大声を出して止めるような素振りをします。

やはり「子はかすがい」と言う通りで、遼太郎がいてくれたから…と思うことがよくあります。いま思うのは、自分たちの子がほしいというエゴから遼太郎が生まれたわけではない、ということです。

遼太郎が私たち家族のもとに生まれてきてくれたのには理由がある。私たちは遼太郎を待っていたんだよ、ということを常に伝えていきたいなと思ってます。遼太郎が大人になって、この家族のもとに生まれてきてよかったと思えるような家庭を築きたいと思っています。

遼太郎には人の心が分かる子、感謝の気持ちを持てる子になってもらいたいと願っています。

成長するにつれ可愛さ、愛しさも増してきて、遼太郎がいない生活なんて考えられなくなっています。本当に感謝です。私たちのようにわずかな希望しかなくても、その希望に賭けることができるようになればいいなと思います。

野口麻美さんご家族［第四話］

おかげさまで夫婦仲よく幸せに暮らしています。

治療を終え二年がたった今も、義理の妹が「私が代わりに産んであげる」と言ってくれたり、年の離れた若い妹も「いつか私がお姉ちゃんの赤ちゃんを産んであげるね」と言ってくれます。本当にありがたいな、と思いますが、私の代理出産への挑戦は母との治療を終えたあの時に終わったと思っています。

代理母になってがんばってくれた母のことをどう思うかと聞かれた妹は、「誇りに思う」と答えました。自分の命をかけて代理出産に挑戦してくれた母。当時、母は私がこの体で生まれてきたことを自分の責任だと責めていましたが、これはまったく運命のいたずらで、どうしようもないことです。母のせいではないし、私のためにあんなにもがんばってくれた母には感謝の気持ちしかありません。

代理出産への挑戦によって強く強く感じたことは、「人は一人では生きてはいけない」ということ。私は、夫や母や家族はもちろんのこと、根津先生をはじめとする諏訪マタニティークリニックの皆さん、患者さんたち、かけがえのない友人たち、ここに書き切れないほどの多くの人々に支えられてきました。

子どもを得ることはできなかったけれど、大きな財産をいただきました。思えば時には、この世から消えたいほどの苦しみもあったけれど、それでもこうして笑って生きていられるのは、皆さんに出会えたからだと思います。

私は子どもを産めない人生になってしまったけれど、でも今の私には私の生きている意味があると思います。代理出産に挑戦できたことはかけがえのない経験でした。「願うこと」「努力すること」――それを実行できたから、今も自分の人生を恥じずに生きていられるのだと思います。

私は、自分の経験を通じ、苦しんでいる人たちに「独りじゃないよ」と伝えてあげたい。昔の私が、そうしてほしかったように。

治療を通じて私は、子宮のない人、卵子のない人、精子のない人、自分たち夫婦の力だけでは子どもを持てない人たちにお会いしました。みんな、私と同じように一般的には少数派でくくられてしまう人たち。でも、子どもがほしい、愛おしい、その気持ちはまったくもって普通の人と一緒なのです。

根津先生お一人の力だけでなく、国が主導してくれれば、もっと広くお互いに助け合えるかもしれない。もっと多くの人たちが、子どもを持ちたいという気持ちと、助けてあげたいという気持ちを、よりよい形でつなぐことができるのかもしれません。

一つだけ、治療前と変わらないことがあるとすれば、夫に対しての申し訳ない気持ちと悲しい気持ち。夫は私がパートナーでなければ子どもを持てたかもしれない。「ごめんね」と何度も言う私に、夫は「子どもを持てなくても、二人で一緒に楽しく人生を過ごしていこうよ」と言ってくれます。けれど、やはり子どもがほしい気持ちは私と一緒。夫をお父さんにしてあげたかった……。この気持ちはずっと一生持ち続けていくのだと思います。

私は、もし生まれ変われるのならまた女に生まれたいです。そして夫とまた結婚して、これでもか！ってくらい夫の子どもをたくさん産みたい。夫と私。これから先の二人の人生。まだまだ辛いことも待っているだろうし、喧嘩もいっぱいするだろうけれど。それでも、最後のその瞬間に「いい人生だった」と思えるように、これからも前を向いて生きていきたいと思います。

代理出産——私の挑戦

根津八紘

代理出産のきっかけ

◈新聞報道の反響

代理出産に積極的にかかわっている私ですが、以前は「そこまでしなくても」という、どちらかといえば否定的な価値観を持っていました。

その私が代理出産をしようと決心したのは、一九九五年の初夏の某日、私の外来を訪れたロキタンスキー症候群の患者さんとの出会いがきっかけです。

その患者さんがおもむろに話し出した内容は、「私の彼は、私に子宮のないことを承知のうえで、結婚してくれると言っているのです。私は排卵があります。なんとか代理出産で、彼のために子どもをつくってあげたいのです。先生、協力してくれませんか」ということでした。

そう語る一途な患者さんの思いに、私はなんとかしてあげたいという気持ちを持ったのです。

折りしも当院は、体外受精施設を含む六階建ての病院に転換するため、一大工事をおこなっている最中でした。「体外受精施設ができたあかつきには、このような患者さんのために代理出産をおこなえるように態勢を整えよう」と私は決心したのでした。

また、当時、アメリカなど海外に行き代理出産に臨む多くの日本人夫婦の存在が社会でクローズアップされるようになっていました。東京にはアメリカの代理母を斡旋するセンターがオープンし、このセンターを通じて一〇〇組近くの夫婦が子どもを得たとも報じられています。

「国内では日産婦《にっさんぷ》が会告で禁止しながら、海外で他国の女性の子宮を借りるのであればいいのか。日本人の恥ではないのか」と私は憤りを覚えているところでもありました。

その患者さんには、将来的な代理出産に対する前向きな返事をしたと記憶しています。しかし、患者さんはその後、結局姿を見せることはありませんでした。

それから間もなくしての七月二七日、毎日新聞大阪支社の記者が、非配偶者間体外受精《ひはいぐうしゃかん》を日本産科婦人科学会（以下、日産婦）が会告《かいこく》で禁止していることについて、私にコメントを求める電話をしてきました。

その際、代理出産に対しても質問を受け、私は先日来院した患者さんのことを思い出しながら、「来年から当施設でも体外受精を始める予定なので、善意で協力してくれる女性がいれば、代理出産もおこなうことを考えないことはないですね」というようなコメントをしました。

するとその記者は、その日のうちに大阪から駆けつけてきて、私にコメントの真意を取材、その内容は翌日の毎日新聞の一面で「『代理出産』を計画　長野の医師　来夏以降に　近親者に限り　学会見解より希望優先」という見出しで紹介され、一面のみならず三面でも取り上げられました。

まだ体外受精施設も完成していない時点のことでしたし、そのことも説明していましたので、この時点で、自分のコメントしたことがこのように大きく取り上げられるとは思ってもいませんでした。その後しばらく私は報道内容の火消しに追われることとなりました。しかし、その「代理出産」は後に現実のこととなったのでした。

◈代理出産の試み、そして成功まで

翌一九九六年の夏に体外受精施設は完成し、吉川文彦医師を当病院の副院長に迎えて稼働開始。代理出産に向けての体制も整え始めました。

代理出産は日産婦の会告では禁止されていますが、国レベルでは禁止する法律も認める法律もなく、つまりは「このようにおこなうべき」と定める法律もありません。ですから、実施するとなれば当院でまず独自にガイドラインを作ることが必要となります。

そこで設けたのが「代理母は実子のいる既婚者で、ボランティアで臨む人に限る」などとしたガイドラインでした。また、「子どもが生まれて理解力がつく四～五歳になったら事実を話し、産みの親と実の親の両方に感謝する子に育てるように」などとする心得を説明すると同時に、誓約書にサインをしていただくこととしました――同意書ではなく誓約書としたのは、自分の良心に、またお天道さんや神様に誓うとすべきであると、このほうがより強い意思で代理出産に臨めると考えるからです。

治療を始める前には必ずガイドラインや心得について代理母夫婦・依頼夫婦に時間をかけてくどすぎるくらい説明し、納得していただいたうえで誓約書にサインしていただきます。

最初の代理出産の関わりは一九九六年八月二八日、ロキタンスキー症候群の女性（前述した方とは別）で、義姉（夫の姉）が代理母になると名のり出られたケースでした。

さまざまな検査や話し合いの末に治療が始まり、一度は妊娠しましたが流産。結局、続きの治療はあきらめることとなりました。

その後は一九九七年～二〇〇〇年に三組が挑戦。いずれも子宮筋腫《しきゅうきんしゅ》により子宮全摘術《ぜんてきじゅつ》を受けたという女性でした（いずれも、なぜ全摘となったか私には不可解に思われるケースでしたが）。実妹や義妹（夫の妹）が代理母となりましたが、妊娠・着床に至らず治療を断念されたのが一組、流産してその後の来院がなかったのが二組という結果に終わりました。

そしてようやく五組目、最初の子を死産すると同時に子宮摘出《てきしゅつ》となった姉のために、実妹が代理母となられたケースで、無事に妊娠・出産に至ることができました。これが、二〇〇一年五月一九日に国内初の実施として公表された代理出産です。

しかし、このことは私が、患者さんの状態を考え、時期を見てきちんと公表するので待っていてほしい、と約束していたにもかかわらず、一部マスコミの心ない抜き打ち報道によりネガティブに報じられました。代理出産に対するその後のイメージに悪影響を与えることとなり、産婦人科界をはじめとする医療界やマスコミから強いバッシングを受けることともなりました。

それでもあつれきを乗り越え、初回例も含め姉妹、義姉妹間においては、一〇組の挑戦、四組の出産、六人のお子さんが誕生し、その後母娘間においては一〇組の挑戦、七組の妊娠、七人のお子さんが誕生し、現在二組が妊娠継続中です（二〇〇九年一〇月末現在）。

◈相互扶助の理念のもと

一度完全にあきらめていた子どもを手にすることのできた当事者たちの喜びは言うまでもないことですが、生命の危険も覚悟のうえで助け合った姉妹愛や親子愛に接し、またその後お子さんが大切に育てられ、元気に成長しているのを見るにつれ、かかわらせていただいた者としては医者冥利に尽きる思いがいたします。

人間社会の原点は「相互扶助精神」だと私は思っています。その究極の相互扶助の一つが、代理出産ではないでしょうか。

人間はだれもが未完成な存在です。何人《なんびと》たりとも必ずや「足りない部分」を有しており、「足りない部分のめだつ人」（障害者と位置づけられる人）と、「足りない部分のめだたない人」がいるのです。誰もが持っているその足りない部分を、互いに補い助け合いながら行動し、各人が平和で幸福な生活を維持できるようにするのが私たち人間社会であり、この相互扶助精神はすべての法律や倫理等に優先するものと私は考えています。本来はすべての法律や倫理等はこの相互扶助精神に基づいてできているものでなければならないはずです。

子宮のない人や、精子・卵子がない人は、いわば「生殖における障害者」といえるでしょう。しかし、実母が代理母になる、第三者が精子・卵子を提供するなどのボランティアの「相互扶助」により子どもを持つことは可能です。こうした相互扶助の理念のもとに私は生殖医療をおこなっており、名付けて「扶助生殖医療」と呼んでいます。

減胎手術から始まった戦い

◈禁止することの重み

代理出産を含む生殖医療への私の問題提起は、一九八六年に実施を公表した「減胎《げんたい》手術」から始まりました。その当時、多胎妊娠が問題となりつつも、全員産むか全員人工妊娠中絶するかしか方法がなく、六胎、七胎の人工妊娠中絶という患者さんにとってとても耐えがたいケースの報告もありました。

八六年の二月、四胎の多胎《たたい》妊娠に対して二胎に減らす手術を実施し、同年八月八日に無事双子の男児を誕生させ公表。日本で初めて・世界で二例目となる減胎手術の成功・公表でした。その際、私は初めて学会の強大な権力と、矛盾と、上層部からの圧力のすごさを思い知り、またメディアからの集中非難の洗礼を浴びました。

その後も、非配偶者間体外受精（一九九六年実施、九七年出産、九八年公表＝日本初）、代理出産（二〇〇〇年実施、〇一年出産・公表＝日本初）、着床《ちゃくしょう》前診断《ぜんしんだん》（二〇〇五年実施、〇六年出産・公表＝日本で二例目）、死後《しご》生殖《せいしょく》（二〇〇三年実施、〇四年出産、〇七年公表）と続け、産婦人科界はじめ医療界全体、またマスメディアはじめ社会と対峙《たいじ》する場面を、私は数え切れぬほど経験してきました。

しかし、それでも実施してきたのは、助けを求めている目の前の患者さんを医療者として放ってはおけないという気持ちからでした。また、人の手を借りなければ子どもを授かることができない人、生殖に関して障害を持つ人の存在を無視せず日本社会全体で身近な問題として考えてほしい・理解してほしいという思いもありました。

いまとなっては代理出産の問題が一般的に茶飲み話レベルでも交わされ、「子宮がない女性がいるの？」「その女性のために私が代わりに産んであげる」「危険を覚悟でしてあげるなんて素晴らしい」という素直な感想も私の耳に届いてくるようになりました。

また、二〇〇七年三月に厚生労働省が実施した国民の意識調査では、「代理出産容認」が五四％を占め、「反対」一六％を大きく上回りました。人間社会には相互扶助精神があるのだということ、つまり「困っている人がいて、それを助けてあげる人がいるのであればいいのでは」というのが一般的感情だということを表した結果だと思います。

しかし、日本学術会議「生殖補助医療の在り方検討委員会」（二〇〇六年一二月〜二〇〇八年三月のあいだに一七回開催）は、その五四％という民意は熟慮した内容ではないとして無視し、「代理出産原則禁止」「営利目的の実施には刑罰をもって臨み、その対象者は斡旋者、医師、依頼者とする」という考えをまとめました。

本来いちばん大切にしなければならなかった、代理出産を必要とする当事者たちの意見はほとんど反映されず、学術会議の委員の先生がたはそうした人たちの実情を知らぬまま、先生がたの知り得る知識と既存の価値観を中心に検討してきたと思われてなりません。

確かにルールは必要です。しかし代理出産をすべて禁止してしまえば、私が関わったことによりこれまでに子どもを手にできたご家族のような喜びの声は二度と聞くことはできませんし、子宮がないことを知らされた当事者たちから将来子どもを持つ希望も選択も奪うこととなるのです。禁止されていない国に産まれていたら人生は違っただろうと、悲しみは癒えることはないでしょう。

禁止するということは、こうした生殖における弱者を差別し、排除する何物でもないと考えます。

子宮がない・失うということは、だれにでも起こり得るものです。生まれつき子宮や膣が欠損しているロキタンスキー症候群の人は四〇〇〇~五〇〇〇人に一人の割合で遺伝とは関係なく生まれ、日本では毎年一〇〇人は産まれていると推計されます。また、晩婚化が進んだ結果、妊娠・出産前に子宮がんなどにより子宮を失う女性は今後も増えていくものと思われます。

そうした人が自分の子どもを手にする唯一の手段である代理出産への可能性が、もし完全に断たれてしまったら……。「明日はわが身」の問題であるのだという意識のもとでこの問題が広く考えられるようになり、そういう人たちの存在をなかったことにするのではなく、立法府を動かしていくことが必要なのです。

◈子づくり・子育ては各人の生き様を反映

同学術会議の報告書では「試行《しこう》」という道を残し、今後の代理出産への可能性も含んで結論を出したとのことでした。しかし、これまで代理出産を実施してきた私からすれば、まずそのようなことは不可能と考えます。なぜかといえば、一人の人間の受精から始まり、妊娠・出産・育児に関することを「試行」として位置付けることは、子づくり・子育ての〝人体実験、人格実験〟にほかならないからです。

たしかに、病気治療ということに関しては、試行または実験的に治療ということはあり得るかもしれません。不妊もある面では病気です。しかし、妊娠し出産し育児をすることは病気ではなく、人間各人の生き様です。その生き様に関し、臨床試験をするとはいったい何でしょうか。子づくり・子育てのうち、なかでも子育て、すなわち人間形成に関して試行ということは絶対にあってはならないことと考えます。

しかも、それが国家的統制のもとでおこなわれるとなれば、なおさら将来に禍根を残すことになるでしょう。子づくり・子育てを国家として統制するような社会を私たちは絶対につくってはなりません。

また、たとえ日本国内では禁止しても、海外での代理出産を求める人・水面下でおこなおうとする人は、今後も増えていくものと考えられます。実際、二〇〇八年夏には、インドで代理出産した日本人夫婦の子どもが一時無国籍状態に陥ったとの報道もなされました。

法で禁止したとしても結局は外国の女性の子宮を借り続けることとなるのです。まず国内で前向きな議論をせず解決策も出さずして事実上禁止とし、面倒の起こらないように海外で勝手に各自の自己責任でおこなわせ、国際的に問題が起こっても各自の問題とするならば、国としての姿勢を問われることになるのです。

代理出産禁止の最大理由とも言われる代理母の危険性に関し、自国の女性には本人の意思とは関係なしに必要以上に配慮して、外国の女性においては無視し続けるというのは、日本の国としての倫理観を問われることにもなるでしょう。

一三年間の実践

◈代理母を実母に限った理由

当病院ではこれまで二〇組に代理出産の治療をおこない、うち一一組一三人が無事に妊娠・出産できましたが、このうち七組七人は依頼妻の実母が代理母となったケースです。

最初一一組目まで（九組目は除く）は依頼妻の姉妹（義理の姉妹も含む）を代理母とする代理出産をおこなってきたのですが、二〇〇三年の一二組目からは依頼妻の実母が代理母となる場合に限って実施することにしました。というのも、九組目で実母を代理母とする出産に関わった際、公に社会のサポート体制のできていない中ではこの方法が最もトラブルが少ないと思われたからでした。

妊娠すれば、いやがおうでも九カ月間、体も生活も拘束されます。そのため、姉妹間でおこなったケースでは、「無事に産まねばというプレッシャーから、旅行や外出に行くこともためらわれ、夫婦生活を持つこともできない。また公に肯定されていないので隠すことになり、それがストレスにもなる」という声がありました。

特に姉妹間でおこなう場合、代理母夫婦も若く、一番蚊帳の外になりがちな代理母の夫が妊娠中の妻を気遣ったり性生活を我慢しなければいけない立場になり、それが家庭内でのマイナートラブルともなりかねません。

この一〇組中、三組は実姉妹、七例は義姉妹（夫の姉妹）を代理母としたものでした。結果として後者が多くなった理由の一つとして考えられるのは、たとえ女性間の協力態勢ができても男性が納得しないと代理出産をのぞむことができないということかと思われます。

義姉妹の関係のケースでは、代理母の夫は自分の兄弟である依頼夫婦の問題に対し、妻が代理母を引き受けてくれたことに、妻に「兄弟夫婦のためにがんばってくれてありがとう」と感謝をして日常的にも協力態勢を強めるため、より良好な関係が築けるのではと考えます。

代理出産において代理母の意思や覚悟はもちろんではありますが、なによりも代理母の夫や家族の同意と協力が必要不可欠なのです。

このほか、兄弟姉妹間のケースでは代理母夫婦が若いと実子もまだ幼いことから、「お腹の子を自分の弟か妹だと思って実子は楽しみにして、出産後に赤ちゃんが別の人に引き渡されるとなったときショックを受けるのではと不安。だからといって代理出産のことを説明してわかってもらったとしても、外で話してしまったら困るし」という声も聞かれました。

一方、実母が代理母となる場合は、このような心配はほとんどありません。代理母の夫も、妻の体はもちろん心配しますが、子宮のない自分の娘のことは自分も心を痛めてきたし、その娘のために妻が子どもをどうしても産んであげたいというのですから、最終的にバックアップを惜しまない形になります。そして代理母夫婦にとっては結果的に孫ができることにもなります。

また代理母の子どもは依頼母の兄弟姉妹であり、成人している場合が多く、実際にきちんと理解し応援してくれているとのことです。そのため、依頼夫婦、代理母家族間のトラブルが起こりにくい、むしろ非常にあたたかくみんなで助け合い良好な形で進めることができています。

こうして二〇〇三年より代理母は実母に限ることとし、代理母の対象年齢は、健康状態によって多少の幅はあるものの六〇歳程度までとすることにしています。これは、これまでに当病院で分娩した最高齢が六〇歳の方（米国で受精卵提供を受け妊娠後、分娩施設を求めて来院）だったことを踏まえてのものです。

治療に当たっては、まず閉経した代理母にホルモン補充をおこない、生理を再来させて子宮内膜を再生させていきます。一方で依頼母については、子宮がないため月経はないものの、基礎体温が下がった日の翌日を月経の二日目と見て、卵巣の状態を確認したうえで排卵誘発剤《はいらんゆうはつざい》を投与していきます。

採取した卵子は依頼夫の精子と受精させ、その受精卵を代理母の子宮に移植します。

高齢の実母が妊娠するのですから、妊娠中・分娩後の体調管理は通常以上に注意しています。

これまでの例では多胎妊娠はありませんが、もし二人以上の胎児を妊娠した場合には、妊娠一〇～一一週で一胎に減らす減胎手術をおこないます。これは、高齢の代理母の体力に配慮し、とにかく無事に出産までたどり着き、なんとしてもお子さんを一人でも手にしていただきたいという考えからです。

帝王切開予定日の二～三カ月前になると、母体と胎児の健康状態を常に把握し、迅速な対応がとれるように当病院の付属施設に滞在を始めてもらい、二四時間対応のできる態勢に入っていただきます。また、代理母だけでなく依頼母にも滞在していただき、一緒に生活していただきます。

これには、依頼母が代理母のお腹の中にいる赤ちゃんとの絆をより深めやすいようにするという意図があります。また、分娩前まではＮＳＴ（分娩監視装置による胎児情報の把握）時に胎児の心音を毎日聴いてもらうほか、出生と同時に子どもは依頼母のもとにおくことで、一般の妊娠・出産と少しでも同じように親子の関係が築けるよう図っています。

分娩は、やはり代理母の体力を考慮し、また生じうるリスクに迅速に対応できるよう、妊娠三七週をめどにして帝王切開にておこないます。

分娩後代理母は、母乳が一切でないように分泌を止めるためカベルゴリン一ミリグラムを内服し、身体的負担を減らします。産後の代理母については、第一例目で、分娩後に更年期症状が見られたため女性ホルモン補充療法をおこないましたが、第二例目からは出産直後からホルモン補充療法をおこなうようにしました。それ以降はスムーズな経過をたどっています。

一方、依頼母については、第三例目からは母乳哺育ができるように対応しています。依頼母は、代理母が妊娠六カ月の時点からドンペリドン（ナウゼリン）一日六〇ミリグラムを内服し、私が考案したSMC（セルフ・マンマ・コントロール：自己乳房管理）方式による乳房マッサージも毎日おこない、母乳を出す準備をします。母乳哺育は、たとえ母乳の量が少なく混合栄養でも、親子の絆を強めるために大切なことだからです。また、出生当日には依頼母が初乳を直接赤ちゃんに与える機会をもうけています。

退院後も、産後の経過を見るため当院の付属施設にて代理母、依頼母親子ともに一カ月程滞在を続けていただき、その間代理母の術後診察を三回おこないます。

依頼母に対しては、児の一週間健診とともに母乳哺育指導、育児支援をおこなっていきます。その後は、一カ月健診、三カ月健診、一歳児健診に代理母とともに来院していただきます。

本当に仲がよく、幸せそうなご家族にお会いするたび、「このような幸せを奪う権利が、いったい誰にあるのだろうか」また、「こんなにみんなに命がけで望まれ、生まれ、愛されている子が代理出産で産まれたからといって、不幸になると、なぜ勝手に決めつけることができるのだろうか」

と、改めて疑問に思わざるをえません。

◈十組中九組という高い妊娠率

母娘の代理出産に際し、今まででは医療者としてとても妊娠なんてさせたくない年齢の方々に、娘さんの代わりに妊娠を担っていただくこととなりました。

私たちにとっても、未知の年齢（閉経後）の妊娠ということで、理論的には可能であろうという想定はできていたものの、高齢での妊娠・出産は非常にリスクが高くなると危惧され、安全管理、体調管理を徹底しておこなうという前提でスタートしました。

医療者として何より驚いているのは、妊娠率の高さです。

通常の体外受精における妊娠率は日本産科婦人科学会のデータによると約三〇％くらいといわれていますが（当院においては三六％前後）、実母による代理出産の妊娠率は四五％――一〇人中九人が妊娠、ＥＴ（胚移植）一回目で四人、二回目で三人、三回目で二人が妊娠　ＥＴを四回おこない妊娠せず中断が一人――という結果が現在までに得られています。また、流産率は一般的に一〇～二〇％（化学的妊娠なども含めると三〇～四〇％ともいわれる）であるのに対し、実母のケースにおいて、現在までに流産はおこっておりません。

結果、一〇組中九組の妊娠、七組の出産、二組の妊娠継続中という状況です。

今までの概念では、女性の年齢が若い方が妊娠しやすいと考えられており、当院のケースでの、卵子提供による非配偶者間体外受精において、卵子提供者が若い（卵子が若い）ほうがより妊娠率が高いデータは出ていましたが、閉経後の女性（経産婦）における体外受精の妊娠率のデータというものは存在していませんでした。

現在、妊娠率がなぜこのように高いのかに関し、さまざまな仮説をたて、得られた結果に関しては、今後の患者さんの役に立てていきたいと思います。

私が対峙してきた理由

◈問題提起の意味

減胎手術を公表して以来二三年間、私の取り組んできた数々の生殖医療は日本産婦人科医会（産医《さんい》会《かい》）、日本産科婦人科学会（日産婦）の会告とは相容れないものでした。二〇〇九年二月二八日には、私の代理出産実施に対して日産婦から厳重注意処分も届いています。

そんな私について「代理出産を勝手にやっている医師がいる」と言う方もいるようです。しかし、私から言わせれば、子宮のない女性のことも考えずに自分の価値観だけで代理出産禁止の会告を出し、患者さんたちに押し付けている人たちのほうがよほど勝手ではないかとも思います。

私を処分するしないの前に、まず議論の場をもうけてほしいとお願いしたにもかかわらず、ある日突然一枚の紙で私への処分を言い渡し、また患者さんたちの希望を断つ。そのようなやり方を続けることにいったいどんな意味があるのでしょうか。

私を訪れた患者さんのなかには、医師の安易な判断で子宮摘出されたと思われる方もいました。また、「代理出産という道があるから」と医師から希望を持たされて子宮摘出したにもかかわらず、その後は代理出産の説明もサポートもしてもらえなかったという方もいます。

産婦人科医は、代理出産を望む人にはその情報をきちんと伝えること、生まれつき子宮がない人に対しては造膣《ぞうちつ》手術について知らせていくなどの義務があります。

私に対してはこのほか、「科学的中身もオープンになってない中でおこなっている。障害児が生まれたときについてのコンセンサスがない」との意見もあります。しかし、日産婦が否定し、私の問題提起すら拒否している中で、学会にも出られず、どうやって科学的に発表ができるのでしょうか。

それも、代理出産禁止と公に叫ばれている中で、患者さん個人のプライバシーの問題も多分に含んでいることを、どうやって公にしたらよいのか。「お教えください」と言いたいのが正直な思いでした。

医者は患者のためにあり、知識は世の人の幸せのためにあるものと思います。しかし、一部の医師・知的集団によりこの国の方向性や日本人の生き様がコントロールされているとするならば、見過ごすわけにはいきません。

さまざまな問題提起を私がほとんど一人でやっていることを「勝手」というのであればそうかもしれません。しかし、発言しようとすれば、徹底的に圧力がかかる状況下で、声をあげて他の医師たちと議論することもできず、上層部の顔色をうかがい皆口をつぐんでいる中でたとえ仲間を募って問題提起をしたとしても、その仲間も徹底的につぶされてしまう確率が高いと思ったからです。事実、私と関わったことによって、不快な目にあってしまった医師もいたようです。

私を法律を犯した人間と思っている方も多いようですが、何一つ法を犯してはいませんし（そもそも生殖補助医療に関する法律はないので、きちんとつくってほしいと願っていますが）、私欲のためにやってきたことも一度もありません。常に、隠れずに正々堂々と公にし、世に問い続けてきたつもりです。こういった問題は公にされないと、本当の意味での患者さんのための医療はなされない。いつかは理解されるときがやってくると信じてやってきました。

二〇〇八年八月二八日、第二六回日本受精着床学会にて「実母による代理出産」というタイトルで、初めて代理出産に関する発表の機会をいただきました。限られた六分間の中で、すべてを述べることは不可能です。実母を代理母として施行した代理出産に関する内容は五組に施行、四組に子どもを得ることができたという事実報告だけでした。発表後、ある大学教授から、「何だ、あの程度の内容か」と、私のレベルの低さを言うかのごとき感想があったことを、風の便りに聞くこととなりました。

まったく、「あの程度の内容」なのです。すなわち、代理出産は一部医学的に新しい部分があったとしても、技術的には体外受精技術の延長線上にあり、人間の生き様の選択だけのことなのです。人間の生き様の選択権を、産婦人科医という専門職集団が勝手に国民から奪っていいのでしょうか。私は、その集団の一人としてある前に、代理出産を必要とする人たちのために一人の医師としてありたかっただけなのです。

◈医者としての喜びを噛みしめるとき

しかし、激しいバッシングの嵐に、ときに打ちのめされる思いもしてきたことは事実です。いまとなっては支援してくださる方々も大勢増え、故飯塚理八・慶應義塾大学名誉教授、故柳田洋一郎先生をはじめとする「妊娠・出産をめぐる自己決定権を支える会」（通称FROMの会）の方々、さらには扶助生殖医療を推進する会、患者さんなど多くの方に支えられ、もはや動じない覚悟はできていますが、減胎手術を公表した当時はそうした支援もなく　正直言って「もうやめてしまおうか」とさえ思ったこともあります。

厳しい批判を浴びつつも、なぜ私が問題提起をし続けてきたか。それはまず第一に「医者は目の前の患者のためにある」という信条があるからです。

臨床医として基本であるその精神を私に叩き込んでくれたのは、私が研修医だった時代の恩師や先輩たち、それも当時アメリカ支政下にあった琉球《りゅうきゅう》政府立中部病院のハワイ大学のスタッフでした。彼らが教えてくれたのは、「己を捨て病める患者のために尽くせ」（捨己尽仁）ということでした。それはつまり、「医療は患者のためにあるのであって、医者のためにあるのではない」ということです。

このアメリカのスタッフからの教えに比べると、日本のある有名な産婦人科の先輩から言われたことは、私をがっかりさせるものでした。減胎手術を私が公表した際、「根津君、やってくれてもいいが、そっとやっていてくれないか」と言うのです。「これが日本の医療、日本人の縮図か」と思いました。

私の問題提起の背景には、私自身の性格というのもあるでしょう。親もそうであったように、私も昔から「困っている人を見たら放っておけない、だから」という性分です。

古い人間と思われるかもしれませんが、私は「死して本望」「義を見てせざるは勇なきなり」という心構えも持っていました。

「死して本望」と考えるに至ったのは、私が四人兄弟の末っ子として生まれたことと関係があるかもしれません。兄たちが親の意思を立派に受け継いでいましたから、「私一人くらい出来損ないの人間がいても家族も世間も認めてくれるだろう」「信念を貫くためならばいつ死んでも惜しくない」というように考えていました。ですから、さまざまな人生の岐路で、自己保身を念頭におかず、「死して本望」の精神で自らの道を決断してきたといえます。

しかしそうした心構えで立ち向かった結果、最近になって知るところとなったのですが、私の五人の娘たちは、かつて学校などで「お前の父親は、まだ捕まらないのか」「犯罪者の子」等の言葉を、友人だけならまだしも教壇に立つ人たちからも言われていたそうです。さまざまな形でバッシングを受けるであろうことは承知の上でおこなってきたことではありますが、実情を知らされた今、幼い頃から辛い思いをさせた娘たちには申し訳ない気持ちでいっぱいです。

私から医師免許をどうにかして剝奪《はくだつ》したいと思っている人もいると聞き、いっそのことそうしていただいたら楽になるのかと思ったこともあります。

しかし、あきらめていた子どもを授かり喜んでおられるご家族の表情を見るにつけ、私は喜びを嚙みしめずにはおられません。

「医者は患者さんのためにあらねばならない」との思いでこれまでやってきましたが、実は自分のためにやってきたのかもしれません。

もし困っている患者さんを見過ごしてしまったら、きっと私はその後の罪悪感にさいなまれる。もう一人の自分から責められるよりも社会からバッシングされるほうがまだ耐えられる。

何より患者さんの喜ぶ顔が見たいから、私はやっているのだと思います。

原点に立ち返って

◈すべてに感謝し、少しでもひとのために

「目の前の患者さんのために」私は医師として、さまざまな問題提起をし、産婦人科医療界や社会と結果的に「対峙」してきたわけですが、最近になり、「物事は『対峙』して考えるのではなく、『いま、いったい何が大切で何をしなければいけないか』と考えることがより順当な思考過程ではないか」と思うようになりました。

当初思いがけないさまざまな反対意見や強いバッシングを受け、それに常につぶされないよう必死に対峙し続けているうちに、気がつけばどこか対峙することが主な目的になってしまってはいないか、「目の前の患者さんのために」という信条が薄くなってはいないかと思うようになったのです。

私は対峙するためにあるのではなく、ただ医者として患者さんと共にありたい。それを再認識し、やっと軌道修正できたいま、開放された心境の中にあります。

また、「死して本望」とか「義を見てせざるは勇なきなり」という気負いや覚悟も知らないうちに消え去り、信じる道を何のこだわりもなくひたすら進むことができるようにもなりました。もはや何も迷うことも、いきがることもなく、私はやっと自分を取り戻せた気がします。

このような心境に至ることができたのは、歳のせいもあるかもしれませんが、それ以上に、私を支えてくださった多くの方たちや、私とともに歩んでくださった多くの患者さんのおかげと感謝せずにはおられません。今まで受けてきた数えきれないバッシングやいやがらせも、私が座右の銘としてきたもう一つの言葉である、「すべてに感謝し、少しでもひとのために」であったことに気付いたのでした。

代理出産で生まれた子どもたちは、本当に命がけで求められ誕生した子どもたちです。その子たちは愛情豊に育ち、自分や他人の命の尊さを実感し、きっと明日の社会のために役立とうとする人となってくれるでしょう。

そして、本書に登場してきた患者さんたちは、だれもがいつ同じ立場になるかもしれない方たちです。この問題を自分たちの問題とし、それも外国に委ねることなく自国の中で前向きに解決すべきこととして、多くの人たちがこの本を通じて考えてくだされば幸いです。

あとがき

根津八紘医師の名を私が知ったのは、根津医師が減胎手術実施を公表した一九八六年。私はまだ高校生だった。減胎手術をしたことで各方面が非難しているという内容の新聞記事と、一方で根津医師の「母体と胎児の安全のため」という趣旨のコメントを見ながら、私は「難しい問題だけど、このお医者さんの選択は間違ってはいないんじゃないかな」と思った。と同時に「こういう難しい問題にあえて挑戦しようとする人がいると、どうしていつも大人は事情はさて置きすぐ非難するんだろう」とも思い、まだ当時は将来何になるかも決めてはいなかったのだが、「いつか、このお医者さんに会えたらいいな」ともふと思った。その後も根津医師に関する記事があると、目をとめて読んでいた。

それから一六年後の二〇〇三年、私は雑誌社で働いていて、たまたま別の取材で諏訪に行く機会ができた。諏訪といえば、根津医師がいるところ。この機に取材に行けないかと思い立ち、恐る恐る取材依頼状を送ってみると、すぐに取材オーケーの返事がファックスで送られてきた。

取材当日、私は緊張しながら諏訪マタを訪れたが、予定時刻より少し遅れて「いやいやお待たせして申し訳ない」と頭をかきながら現れた根津医師は、話すと大きな声でよく笑い、冗談で周りを楽しませたりもする気さくな人物だった。

その後私は、根津医師が参加するＦＲＯＭ（妊娠・出産をめぐる自己決定権を支える会）の総会に出かけるようになり、生殖医療の問題に取り組む医師たちや、患者さんたちの声を聞く機会に恵まれた。よく知られていない日本での代理出産の実情や家族の姿を、本書を通じてまずは知ってもらいたいと始めた取材ではあるが、実際に代理母・依頼母や家族に取材をしていくなかで感じたのは、代理出産だからといって、普通の出産と違うと思える点が正直あまりないということだった。

もちろん、産むのは代理母で医師が細心の注意を払うという点や、娘（依頼母）が母（代理母）の体をいたわるという点は普通の出産と違うのだが、これから子どもを迎えようとする依頼母夫婦の心境や様子は、ほかの夫婦の場合と全然違わないからだ。

もしほかに違いを挙げるとすれば、胎教のために音楽など聴いているかどうか代理母の阿部陽子さんに尋ねたときのこと、「娘（依頼母の飯島夏美さん）は洋楽のＣＤを聴いてと持ってくるんですけど、私は演歌が好きなので演歌を聞いています（笑）」という答えが帰ってきたときは、さすがに実母を代理母とする代理出産ならではと思った。

そして、子どもが生まれると依頼母夫婦も代理母も心から喜び、赤ちゃんを囲んでみんなが幸せいっぱいの様子でいる。その姿を見ていると、どうして「禁止」しなければいけない要素があるのか、やっぱり不思議に思えてくるのだった。

インタビュー時は、患者さん家族の立場やプライバシーを尊重して取材しなければと内心とても緊張していたのだが、皆さん親切に、そして丁寧に応じてくださって、本当にありがたく思った。

代理母・依頼母それぞれが歩んできた人生や経験・思いを一つひとつうかがっていくと、まるで壮大な物語のようにも感じられ、それらが代理出産を通じて母から娘へ、その子どもへとリレーされていくというような気もした。子どもが授からなかった第四話の野口麻美さんであっても、その経験や思いは、ご本人も言っておられたように別の形で次の世代へ引継がれていくものだと思う。

こうしたさまざまな方の、さまざまな人生や貴重な経験に触れることができ、私自身もまた感謝せずにはいられない。患者さんはみな「いろいろな人との出会いや支えがあって、今の自分がいる」と言っておられたが、私自身も同じことを実感している。

患者さんご家族、根津八紘医師はじめ諏訪マタニティークリニックのスタッフの皆様やこうのとり相談室カウンセラーの渡辺みはるさん、患者さんご家族との連絡調整に奔走し撮影も担当してくださった根津千尋さん、さまざまな助言をくださりバックアップしてくださった竹内真由美さん、カバーイラストを描いてくださったおおの麻里さん、挿絵や図表の作成を担当してくださった根津雪絵さん、法制度の実情について確認・助言してくださった生殖医療関連の法律の専門家である遠藤直哉弁護士に、そして本書を担当した佐久間章仁さんに心よりお礼申し上げます。

二〇〇九年十一月

沢見涼子

【資料◎1「代理出産ガイドライン」について】

諏訪マタニティークリニックの「代理出産ガイドライン」には、「ガイドライン」以外に、「代理出産に対する心得」「代理出産に関する宣誓書」「『代理出産ガイドライン』に将来的に追加すべきと思われる事項」といった一連の文書がある。いずれもクリニックのホームページ（「特殊生殖医療部門」ページの「ガイドライン一覧」）からダウンロードできる。なお、「『代理出産ガイドライン』に将来的に追加すべきと思われる事項」については、2003年より（当面のあいだ）同クリニックでの代理出産は依頼母の実母での実施に限るとしていることもあり、ここでは参考までに示している。09年10月末現在、クリニックでは11組13人の子ども（実母を代理母としたケースは7組7人）が無事妊娠・出産にいたっている。

代理出産ガイドライン

医療法人登誠会
諏訪マタニティークリニック
１９９６年12月５日作成
２００９年４月１日改定

「代理出産」に関する国の法律は未整備のため、当病院では下記のガイドラインを独自に策定し、患者（依頼者）ご夫婦と代理母、さらには双方のご家族にも了解し、宣誓していただいた上で実施します。

※「代理懐胎《かいたい》」という呼び名もありますが、当病院では「代理出産」と呼ぶことにします。

第一項：代理出産とは

代理出産には、下記のようにいくつかの方法があります。

1．体外受精による代理出産

1－A．依頼夫婦の受精卵を使った代理出産

依頼夫婦の精子と卵子を体外受精させてできた受精卵を、第三者の女性（代理母）の子宮に移植して子どもを得る方法。この場合、依頼夫婦と生まれた子との遺伝的つながりは保たれる。

1－B．第三者の精子または卵子を使った代理出産

依頼夫婦の精子または卵子を、第三者の卵子（代理母とは異なる女性の卵子）または精子とを体外受精させて受精卵をつくり、それを第三者の女性（代理母）に移植して、子どもを得る方法。この場合、依頼夫婦と生まれた子との間の遺伝的つながりは、夫婦どちらかにはあることになる。

1－C．第三者の受精卵を使った代理出産

精子も卵子も第三者のものを体外受精させて受精卵をつくり、それをさらに別の第三者の女性（代理母）に移植して、子どもを得る方法。この場合、依頼夫婦や代理母と、生まれた子との間に遺伝的つながりはない。

2．人工授精による代理出産

歴史的には最も早くからおこなわれてきた代理出産。依頼夫婦の夫の精液を、第三者の女性（代理

母）の子宮に注入（人工授精）して、子どもを得る方法。この場合、子どもの遺伝上の母親は代理母となり、依頼夫婦と生まれた子との間の遺伝的つながりは、夫のみが持つ。

以上のうち当病院では、当面は「1-A」のみをおこなうこととし、以下述べる「代理出産」も「1-A」のみを指すことにします（そのほかについては今後の課題とします）。

第二項：実施対象となり得る方

下記のすべての条件を満たす場合を対象とします。

〈依頼者〉

1．婚姻を結んでいる夫婦で、妻は45歳までの場合と限ります（通常でも女性が45歳以上の場合の妊娠は皆無に近いことと、出産したとしても子どもが成人になるまでに夫婦が養育できるか体力的・経済的にもリスクが高いと考えるためです）

2．妻は、先天的もしくは後天的に子宮のない女性と限ります（ロキタンスキー症候群、子宮摘出術などを受けた方など）。子宮はあるものの母体疾患等により妊娠・出産が不可能というケースの対応については、今後の課題とします。

〈代理母（産みの親）〉

1．当面は、依頼夫婦の妻の「実母」で、原則として60歳前後までの方とします（代理母の健康状態により年齢は多少の増減あり）。法整備や補償制度のない現状において、代理母を実母とするのが最もトラブルやストレス等が少ないとの考えから。

2．代理母は、金銭や、生まれてくる子どもへの権利などを要求せず、あくまでボランティア精神で臨むこと。また依頼者からの強要は受けていないこと。

第三項：手続き

1．医師やコーディネーターは、依頼者・代理母・ご家族に対して、施術の内容について十分なインフォームド・コンセント（説明と理解と合意）をおこないます。また、施術の危険性や問題点（障害児が生まれる可能性、特に代理母が高齢である場合の体への影響など）についても説明し、その場合の対応について依頼者・提供者・ご家族であらかじめ十分に話し合っていただくよう要請します。

2．当病院での代理出産は、あくまでも代理母のボランティア精神と、それを感謝する依頼夫婦との信頼関係・責任のもとで実施されることとします。依頼夫婦が代理母に金銭を提供する場合は、必要経費（診察費や交通費）や謝礼の範囲にとどめます。

第四項：親子の法的関係について

代理出産により生まれた子どもはいったん代理母（産みの親）の子として出生届けを出し、その後に依頼夫婦の子として養子縁組します（現行の民法や判例では、子どもの母は「産んだ女性」、父は「その女性の夫」と定めています。そのため、現在はこのような対応をとらざるを得ません）。ただし最近のケースでは裁判所の判断により、「普通養子制度」ではなく「特別養子制度」が適用されました。この場合、戸籍には依頼夫婦の「長男」「長女」などと実子と同じ記載がされるので、養子であることは一見は分かりにくくなり、また実子同様の扱いとなります。

※ガイドラインは、国の法整備や諸状況の変化などを踏まえ、また当病院の倫理委員会にて見直しの必要性を受け、適宜改定をおこなうものとします。

代理出産に対する心得

代理出産に臨まれるご夫婦・代理母とご家族の皆様

このたびさまざまなご事情の上に、強いご意思とご希望を持って、ご家族が一丸となって代理出産に取り組まれることと存じます。

しかし、代理出産に関しては現在国の法律もなく、是非の議論がなされている最中であり、実施にあたっては皆様にご留意いただきたいことが多々あります。

つきましては、「代理出産ガイドライン」と併せてこの「代理出産に対する心得」もお読みいただき、代理母となるお母様と娘さん、それを支えるご家族の方々、それぞれが代理出産に取り組むにあたっての決意と責任、さらには信頼関係についてもご確認いただきますようお願いします。

新しい尊い命を溢れる愛情を持って育てられる日を迎えられますよう心より祈念し、当病院も医療機関として全力でサポートさせていただく所存です。

1．医療の進んだ現代においても、いまだ妊娠出産には危険が伴います。代理母ご自身で自分の体を大切になさることはもちろんですが、その上でも、流産、子宮外妊娠、子宮破裂、羊水塞栓症、常位胎盤早期剝離《はくり》などの重篤なリスクがあることも十分認識して代理出産に取り組むことを、ご家族でご確認ください（通常の妊娠出産においても避けられない事態は起こり得ます）。

2．万が一そのような事態が起きた際は、代理母・胎児の双方の命を救うことに全力を尽くすことは当然ですが、当院は二者択一の場合には代理母の命を最優先にさせていただきますことをご了解ください（通常の妊娠においても母体を優先します）。

3．その上でも、避けられない事態（死亡、後遺症など）が代理母に起こってしまった際を想定し、代理母ご本人の覚悟はもちろんですが、代理母と代理母のご家族に対し依頼夫婦はどのような対応をなさるかを、当事者間でお話し合いの上ご確認ください。

4．代理母の妊娠中、依頼夫婦が不慮の事故等（例えば死亡）で子どもの引き取りが不可能となった場合には、どうなさるのかを当事者間でお話し合いの上ご確認ください（人工妊娠中絶手術が許される妊娠22週未満での事故であれば妊娠中断するか、それ以後の場合なら出産し実母のご家族が引き取るか、養子縁組するか、など）

5．通常の妊娠でもあり得るように、生まれてくる子どもが、奇形児、染色体異常児、脳性小児麻痺、胎児死亡等である場合がございます。十分ご承知の上、代理出産に臨まれることをご確認ください。

6．現在、代理出産については国の法律も社会のサポート体制もなく、現時点では当病院と当事者の責任のもとでしか実施できない状況にあります。病院長以下、諏訪マタニティークリニックのスタッフ全員のサポートなくしては、これまでも今後も代理出産を続けていくことはできません。そのことを念頭においていただき、後に続く同じ状況の方々の道を閉ざすような行為は決してなさらないよう、固くお願いいたします。

7．現行の民法や判例では、子どもの母は「産んだ女性」、父は「その女性の夫」と定めており、現在のように代理出産で子どもが生まれてくることを想定していません。
　そのため現段階では、当病院で代理出産により生まれた子どもはいったん代理母（産みの親）の子として出生届けを出し、その後に依頼夫婦の子として養子縁組するか、もしくは特別養子縁組を試みるかにならざるを得ないことをご理解ください。しかし、本来ならば「その子どもを認知した夫婦が父母である」とする民法改正が必要だと考えています。

8．今後、前向きな法整備がなされ、国内で代理出産が公の形で認められ、生まれてくる子どもが堂々と幸せに生きていける社会になれるよう、当病院では今後もさまざまな働きかけをおこなっていく所存です。一般の方々の理解を深めてもらうためにも、代理出産当事者としての体験談やマスコミへの取材などボランティアでご協力してくださいますよう、お願いいたします。そのような機会ではプライバシーを守る形での対応に限らせていただき、当病院が窓口となって、できる限りの配慮をいたします。それぞれのお立場で、できる範囲で結構ですのでよろしくお願いいたします。

9．最後に、以下のことをお誓いください。

・代理出産を依頼する夫婦と代理母は、単に有る者が無い者に施すということだけではなく、ボランティア精神のもとに施すことのできる喜びと施しを受けることのできる幸せに感謝し、生まれてくる子どもの幸せのために責任をまっとうします。また、〝命を授かる〟ということへのすべてに対する感謝も忘れずに、真摯な気持ちで取り組みます。

・生まれてくる子どもに対しては理解力の持てた頃（4歳~5歳）に、この事実を話し、産みの親（代理母やその夫）と、実の親（依頼夫婦）との双方に対し感謝の心を忘れることのないように育てます。

以上が、当病院からの心よりのお願いです。

なお、治療に関しての不安、疑問等は遠慮なくスタッフにお伝えください。

代理出産に関する宣誓書

私たちは、貴院の「代理出産ガイドライン」「代理出産に対する心得」ならびに医師・コーディネーターの説明を十分に理解し、代理出産をおこなうことを宣誓します。

また、おこなうにあたっては、単に有る者が無い者に施すということだけではなく、ボランティア精神のもとに施すことのできる喜びと施しを受けることのできる幸せに感謝し、生まれてくる子どもの幸せのために責任をまっとうするとともに、〝命を授かる〟ということへのすべてに対する感謝も忘れずに真摯な気持ちで取り組みます。

生まれてくる子どもに対しては、理解力の持てた頃（4歳～5歳）にこの事実を話し、産みの親（代理母やその夫）と、実の親（依頼夫婦）との双方に対し感謝の心を忘れることのないように育てます。

なお、代理出産の法整備や社会的理解の拡大に向け、プライバシーの守られる範囲において、今後の情報を提供し、住所などが変わった際には報告いたします。

医療法人登誠会諏訪マタニティークリニック　病院長
根津八紘　殿

西暦　　　年　　月　　日

〈代理出産を依頼する側（実の両親）〉

夫の氏名　　　　　　　　　　　　　　印
生年月日　　西暦　　年　　月　　日
妻の氏名　　　　　　　　　　　　　　印
生年月日　　西暦　　年　　月　　日
住所〒
電話番号　　　　　　FAX 番号
携帯電話番号　　　　E-mail:

〈代理母（産みの親）とその夫〉

妻の氏名　　　　　　　　　　　　　　印
生年月日　　西暦　　年　　月　　日
夫の氏名（死別・離婚した場合は不要）　印
生年月日　　西暦　　年　　月　　日
住所〒
電話番号　　　　　　FAX 番号
携帯電話番号　　　　E-mail:

西暦　　　年　　月　　日

説明医師氏名　　　　　　　印
コーディネーター氏名　　　印

「代理出産ガイドライン」に将来的に追加すべきと思われる事項

いまだ検討の必要はあるものの、将来的には当院の「代理出産ガイドライン」に追加すべきと思われる項目や、当病院の考えを下記に列挙します。

〈代理母について〉

■代理母への金銭補償

依頼夫婦は代理母に対し、

1. 妊娠・出産に関する実費を支払うこととします。

例：医療費、入院費、通院費（交通費、宿泊費等）、保険費用（代理母保険の新設）

2. 妊娠・療養による収入減少や、生活費の負担増（タクシー代、衣服代等）となった分を補塡します

3. 謝礼は常識の範囲とします（商業主義・斡旋ビジネスは禁止します）

※もし斡旋ビジネスを許せば、依頼夫婦に重い金銭的負担を強いたり、代理母となる女性について

人身売買や搾取等がおこなわれる恐れもあるため、営利目的の斡旋業者に対しては刑罰をもって対処し、商業主義は禁止すべきだと考えます。また、これは代理出産だけでなく、精子提供を伴うＡＩＤ（非配偶者間人工授精）や、精子・卵子提供を伴う非配偶者間体外受精に関しても共通して言えることです。

なお、日本学術会議の「生殖補助医療の在り方検討委員会」（２００６年１２月～２００８年３月開催）の最終報告書（２００８年4月16日）は、「営利目的による代理出産を刑罰で処罰し、その対象を斡旋者・医師・依頼者とする」としましたが、医師や依頼者はその対象にすべきではありません。

■代理母の健康と権利に対する保障

１．代理母の健康管理

担当医師は代理母の健康チェックを十分おこないます。特に、高齢である実母（依頼母の実母）が代理母となる場合は、厳重な管理を要します。

２．代理母の死亡または後遺症に対する補償

代理母が死亡または後遺症を残した場合を考え、「代理母保険」（仮称）を新設します。依頼夫婦と代理母との間に代理出産に関する同意ができた場合、依頼夫婦は代理母のために代理母保険に入り、代理母に万が一のことが起きたときはこの保険で金銭補償します。

※当病院としては、当面は1000万円の限度で補償契約をおこなうのがよいかと考えます。
※また、どんな出産でも危険を伴うものであることから、将来的には、代理出産だけでなく一般の出産に関しても国が「出産保険」のようなものを新設し、その負担も国が十分おこなうようにするのが良いと考えます。

3. 依頼夫婦にとって出産児の引き取りが不可能となった場合
依頼夫婦が双方とも死亡または行方不明などになり、生まれてくる子どもの引き取りが不可能となった場合は、代理母は以下の権利を持ちます。
・妊娠中の場合は、22週未満において人工妊娠中絶手術をする権利を持つ。
・妊娠中（22週以後）または産後においては、出産児を養子に出す権利を持つ。

〈依頼夫婦について〉

■契約遵守の義務
依頼夫婦は、代理母といったん代理出産契約を結んだ以上は、最後まで契約を守り、生まれてきた子どもを引き取り養育する義務があります。

依頼夫婦が離婚したり、どちらか一方が死亡・行方不明になった場合には、夫婦のうちのいずれか、もしくは残ったほうが子どもを引き取ることを原則とします。

〈生まれてきた子どもについて〉

■子どもの権利保障

母親は「産んだ女性」、父親は「産んだ女性の夫」としている現行の判例や民法を見直し、代理出産で生まれてきた子どもも依頼夫婦の「実子」と認められるよう、当事者らも含めて国や社会に働きかける努力をしていきます。

〈諸手続き・公的組織の整備について〉

■諸契約に関する手続きの方法

依頼夫婦と代理母との間で、以上の項目も含めたさまざまな契約を、できる限り弁護士（契約手続）や公証人（公正証書）の関与のもとでおこなうこととします。

※公的なコーディネート機関の必要性

将来的には「公的組織」によるコーディネートシステム（代理母および精子・卵子・配偶子の提供者の募集、依頼者への仲介、サポートや管理等を公平におこなうシステム）を、国レベルで構築することが必要だと考えます。

年代	日本
1949 年	慶應義塾大学病院で、国内で初めて非配偶者間体外受精（AID）により子どもが誕生。
1983 年	東北大学医学部付属病院で、国内で初めて体外受精による子どもが誕生。
〃	日本産科婦人科学会（日産婦）が、「体外受精の実施は夫婦に限り、受精した卵子はそれを採取した女性に戻す」という会告を定める。
1986 年	日産婦が、体外受精の施設などの登録制度を開始。
〃	諏訪マタニティークリニック（以下、諏訪マタ）・根津八紘により、排卵誘発剤の使用で妊娠した 4 胎のうち 2 胎を中絶する「減胎手術」が実施される。世界で 2 例目、日本で初めて。
1991 年	代理出産を望む夫婦に米国の医療機関を紹介する「卵子提供・代理母出産情報センター」が東京で開設。
1992 年	宮城県岩沼市で、国内で初めて「顕微授精」により子どもが誕生。
1997 年	日産婦が AID を認める会告。
1998 年	諏訪マタ・根津八紘が、「非配偶者間体外受精」の実施を国内で初めて公表。日産婦を除名される（2004 年に和解し復帰）
2000 年	厚生省（当時）の「生殖補助医療技術に関する専門委員会」が最終的な報告書を提出。不妊夫婦が第三者の精子・卵子・受精卵を使用することを認める。代理出産については禁止。
2001 年	西日本の 40 代女性が死後生殖（亡き夫の凍結精子で妊娠）により、男児を出産。以後、同様のケースは 2003 年、2004 年にも。
〃	〈5 月〉諏訪マタ・根津八紘が、「代理出産」を実施したことを公表（国内初）。
2003 年	〈4 月〉厚生科学審議会生殖補助医療部会が報告書をまとめる。非配偶者間体外受精については、精子・卵子・受精卵の提供は「匿名の第三者」からに限り、兄弟姉妹からの提供は「家族関係が複雑になるため当面認めない」、代理出産は禁止。〈5 月〉日産婦があらためて「代理出産禁止」の会告を発表。〈7 月〉法制審議会「生殖補助医療関連親子法制部会」が、代理出産で生まれた子の母は「産みの母」とする要綱中間試案
〃	〈10 月〉アメリカで代理出産した関西在住の 50 歳代夫婦の双子の出生届けが不受理になったことが判明。
〃	〈11 月〉タレントの向井亜紀さん・高田延彦さん夫妻が、アメリカで代理出産により双子をもうけるも、東京・品川区役所でへの出生届けが翌年 5 月に不受理に。
2004 年	神戸の大谷徹郎医師が、習慣流産の患者に国内初の着床前診断を実施。日産婦を除名される（2009 年 5 月に復帰）。
2005 年	野田聖子議員、小宮山洋子議員らが中心に「生命倫理と生殖技術について考える超党派勉強会」を結成（2008 年 5 月 ~7 月に「代理出産の法整備を進める超党派勉強会」として開催）
〃	〈11 月〉アメリカで代理出産した関西在住の 50 歳代夫婦の双子の出生届不受理が確定。
〃	〈11 月〉東京家裁が、向井亜紀さん夫妻の双子の出生届け不受理撤回の訴えを退ける。
2006 年	〈9 月 4 日〉最高裁で、「死後生殖」で生まれた子に対する亡き父の認知を認めないとする判決。他の同様 2 例の認知請求も退ける。
〃	〈9 月〉東京高裁で、向井亜紀さん夫妻の双子について出生届け不受理の撤回が認められる。品川区は控訴。
〃	〈12 月〉法務省・厚生労働省の依頼で、日本学術会議が「生殖補助医療の在り方検討委員会」設置。主に代理出産について議論。
〃	〈12 月〉民主党作業チームが代理出産を認める中間報告
2007 年	〈3 月〉最高裁で、向井亜紀さん夫妻の双子の出生届け不受理が確定。
〃	〈3 月〉厚生労働省が実施した国民の意識調査で、「妻が子どもを産めない場合に夫婦の受精卵を使って他の女性に産んでもらう代理出産」について「認めてよい」が 54% となり、2003 年の前回調査より増。「認められない」（16%）、分からない（29.7%）
〃	〈4 月 11 日〉諏訪マタ・根津八紘が 2004 年に「死後生殖」（亡き夫の凍結精子で妊娠・出産）を実施したと公表。
〃	〈4 月 14 日〉日産婦が「死後生殖」を禁止する会告。
2008 年	〈4 月〉日本学術会議「生殖補助医療の在り方検討委員会」が、「代理出産は原則禁止」「試行的実施は認める」とする報告書をまとめ、法務大臣・厚生労働大臣に提出。
〃	〈夏〉インドで日本人夫婦が、夫の精子と、匿名の女性（インド人かネパール人との説）の提供卵子を用いて、インド人女性を代理母とする代理出産で女児を得た。しかし、女児誕生前に夫婦が離婚し、妻が受け取りを拒否したため、女児は一時無国籍状態に。
2009 年	〈4 月〉代理出産で生まれた子どもについて、実親との特別養子縁組が初めて認められたことが明らかに。

【資料◎2　生殖医療の歴史】

年代	海外
1799年	イギリスのハンターが配偶者間人工授精（AIH）に成功。
1884年	アメリカのパンコーストにより、無精子症の夫を持つ妻に、第三者の精子を使う非配偶者間人工授精（AID）がおこなわれる。
1967年	アメリカで、人工授精による代理出産（依頼夫婦の夫の精子を、代理母となる女性の体内に注入する）が報告される。
1973年	アメリカの統一州法委員全国会議（NCCUSL）が、「親―子関係法」を制定。非配偶者間人工授精（AID）で生まれた子の地位を規定。
1978年	イギリスで、世界で初めて体外受精によりルイーズ・ブラウンさんが誕生（いわゆる試験管ベイビー）。
1983年	凍結・融解胚の移植による妊娠（Trounson）。
1984年	スウェーデンで、「人工授精法」を制定。
1985年	イギリスで、「代理懐胎取り決め法」を制定。営利目的の代理懐胎の斡旋・広告は犯罪とされる。
〃	卵子または胚の提供による出産（Feichtinger）
1986年	アメリカで、依頼夫婦の夫の精子を、代理母となる女性に人工授精した代理出産について、代理母が依頼夫婦への子の引渡しを拒否し裁判に（ベビーM事件）。2年後の1988年にアメリカ・ニュージャージー州最高裁は、父親は依頼母の夫、母親は代理母、親権を持つのは依頼母とし、代理母には訪問権を認める判決。
1988年	アメリカの統一州法委員全国会議（NCCUSL）が、体外受精（胚提供を除く）で生まれた子の地位を規定する「技術援助で生まれた子の地位に関する統一法」を制定。
〃	スウェーデンで、「体外受精法」を制定。
1989年	ドイツで、代理母斡旋の禁止・罰則等を定めた「養子斡旋および代理母斡旋禁止に関する法律」を制定。
1990年	ドイツで、「遺伝子技術規制法」「胚保護法」を制定し、不正な生殖技術を罰則で規制。
〃	イギリスで、「ヒトの受精および胚研究に関する法律」（HFE法）を制定。
〃	イギリスで、世界で初めて胚生検による着床前診断（PDG）での子どもの誕生が公表される。
1992年	ベルギーのパレルモらが卵細胞質内精子注入法の顕微授精（ICSI）による妊娠例を報告。
1993年	アメリカ・カリフォルニア州最高裁が、依頼夫婦の受精卵を代理母に移植して子どもを得たケースについて、「親として子どもを養育する意思のある者を親とする」とし、依頼夫婦が親であるとした（カルバート判決）。
1994年	フランスで、「人体尊重法」「移植・生殖法」「記名データ法」の３つの法律からなる「生命倫理法」（総称）を制定し、先端医療技術を包括的に規制。
1998年	卵子と精子両方の提供を受け、さらに別の女性に代理出産を依頼したものの、子の出生前に夫が離婚訴訟した夫婦について、アメリカ・カリフォルニア州控訴裁判所が、「親となる意思がある」出産依頼女性を母親とした（ブザンカ判決）。
2000年	アメリカの統一親子関係法が全面改定。親子関係に関する従来の法を一本化。
2002年	アメリカの統一親子関係法が一部改定。
〃	スウェーデンで、「体外受精法」を改定。
2004年	フランスで、「生命倫理法」を改定。
〃	韓国で、「生命倫理および安全に関する法律」を制定。配偶子の売買を禁止。
2007年	台湾で、「人工生殖法」を制定。代理出産については規定なく、条件付き容認に向け検討へ。

著　者

根津八紘（ねつ・やひろ）

医療法人登誠会 諏訪マタニティークリニック 病院長。1942年長野県松本市生まれ。信州大学医学部卒業後、琉球政府（現沖縄県）立中部病院ハワイ大学インターン・レジデントコース、上村病院（現沖縄市）、信州大学医学部産婦人科学教室助手を経て、76年に諏訪マタニティークリニックを開院。専門は周産期医学。母乳哺育を推進し、SMC（セルフ・マンマ・コントロール：自己乳房管理）方式を考案、乳房管理学を体系化した「おっぱい博士」としても知られる。1986年に「減胎手術」（世界で2例目・国内初）、1998年に「非配偶者間体外受精」（国内初）、2001年「代理出産」（国内初）、2006年「着床前診断」（国内2番目）、2007年に「死後生殖」の実施を公表した。著書は『元気な赤ちゃんは母乳で育つ』（アリアドネ企画）、『減胎手術の実際』（近代文藝社）、『悩む患者がいる限り私は続けたい』（三修社）、『代理出産　不妊患者の切なる願い』（小学館）、『子守うたを奪わないで』（郷土出版社）、『母ちゃんの大八車』（甲陽書房）など。

＊

産科婦人科小児科病院　医療法人登誠会　諏訪マタニティークリニック
〒393-0077 長野県諏訪郡下諏訪町矢木町112-13
病院HP：http://e-smc.jp/
（お問い合わせは病院HPよりお願いいたします）

沢見涼子（さわみ・りょうこ）

ルポライター。1970年長野県生まれ。慶應義塾大学文学部卒。福祉専門誌の記者を経てフリーランスに。医療や介護を主に取材。「看護・介護の現場で求められる“国際力”とは〜インドネシアから看護師・介護福祉士候補者が来日」「低所得でも安心できる終の住処はどこに〜高齢者住宅『保証人不要』『生活保護OK』の背景」（岩波書店『世界』2008年10月号、2009年4月号に各掲載）などルポルタージュをこれまでに執筆している。

母と娘《むすめ》の代理出産

二〇〇九年十一月三〇日　初版第一刷発行

著　者　根津八紘／沢見涼子

発行所　株式会社はる書房
〒一〇一－〇〇五一　東京都千代田区神田神保町一－四四　駿河台ビル
電話・〇三－三二九三－八五四九　ＦＡＸ・〇三－三二九三－八五五八
http://www.harushobo.jp/

編　集　佐久間章仁
撮　影　根津千尋
挿画・作図　根津雪絵
協　力　株式会社スマート企画
企　画　竹内真由美
装　幀　おおの麻里＋言水制作室
組　版　閏月社
印刷・製本　中央精版印刷

ISBN 978-4-89984-109-8　C 0036